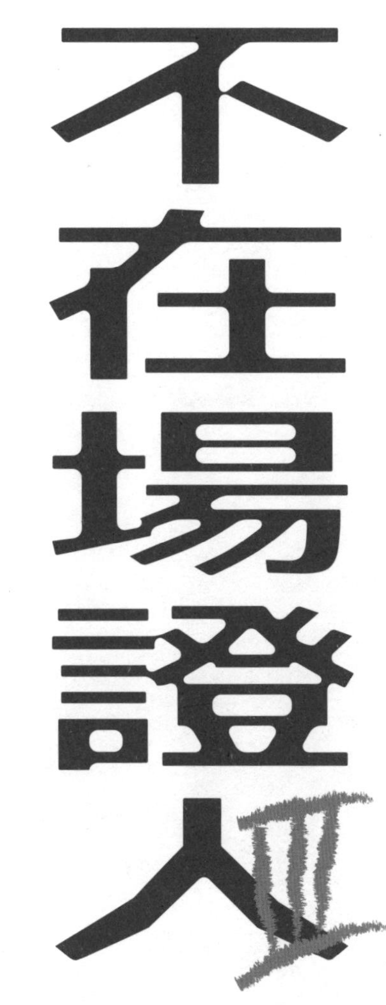

不同世代的精神病定義

何美怡醫生 著

謹以此書，

獻給最疼愛我的婆婆和公公，

希望他們在另一個世界過得快樂。

前言

有一天，我正前往法庭做專家證人，在路上碰上了一位朋友，他說：「你去法庭做『不在場證人』嗎？」我不禁爆笑，立即回應：「我去做專家證人，況且我一直在法庭現場，怎會不在場！」我知道他是拿我的系列著作《不在場證人》開玩笑，但有人把我的書名記在心上，也十分窩心。

不過，這件好笑的逸事，也讓我在想，大家知不知道那位「不在場證人」是誰？對了，其實是一個能夠判定疑犯是否患有精神病的標準，而這個標準則源自兩本書：美國精神醫學學會的精神疾病診斷與統計手冊（DSM）和世界衛生組織的國際疾病分類（ICD），所有精神科醫生，都靠這兩本書的標準判斷病人是否患病，法醫精神科醫生則靠這些書，判定疑犯在犯案一刻的精神狀況。

上述兩個相關組織一直在運作、研究，所以兩本書一直有推出更新版本，讓精神病的判斷愈來愈精準。剛巧，二〇二二年ICD第十一個版本正式通用，我想：《不在場證人》第三冊，不如探討精神病有什麼最新的標準，所以本書分為兩個部分，第一部分照舊是一些有趣案例探討，第二部分則是，把一些舊的個案，用新的標準來判定，會否出現有病變無病、無病變有病，甚至一樣有病但卻是患了不同的病？

個案的人物和背景都經過改寫，還是希望大家關注在病情和病徵上，一旦有什麼疑問，及早求醫。

期望您會喜歡這本書，正如您喜歡之前的《不在場證人》系列一樣。

何美怡醫生

目錄

第　一　部　分

第 二 部 分

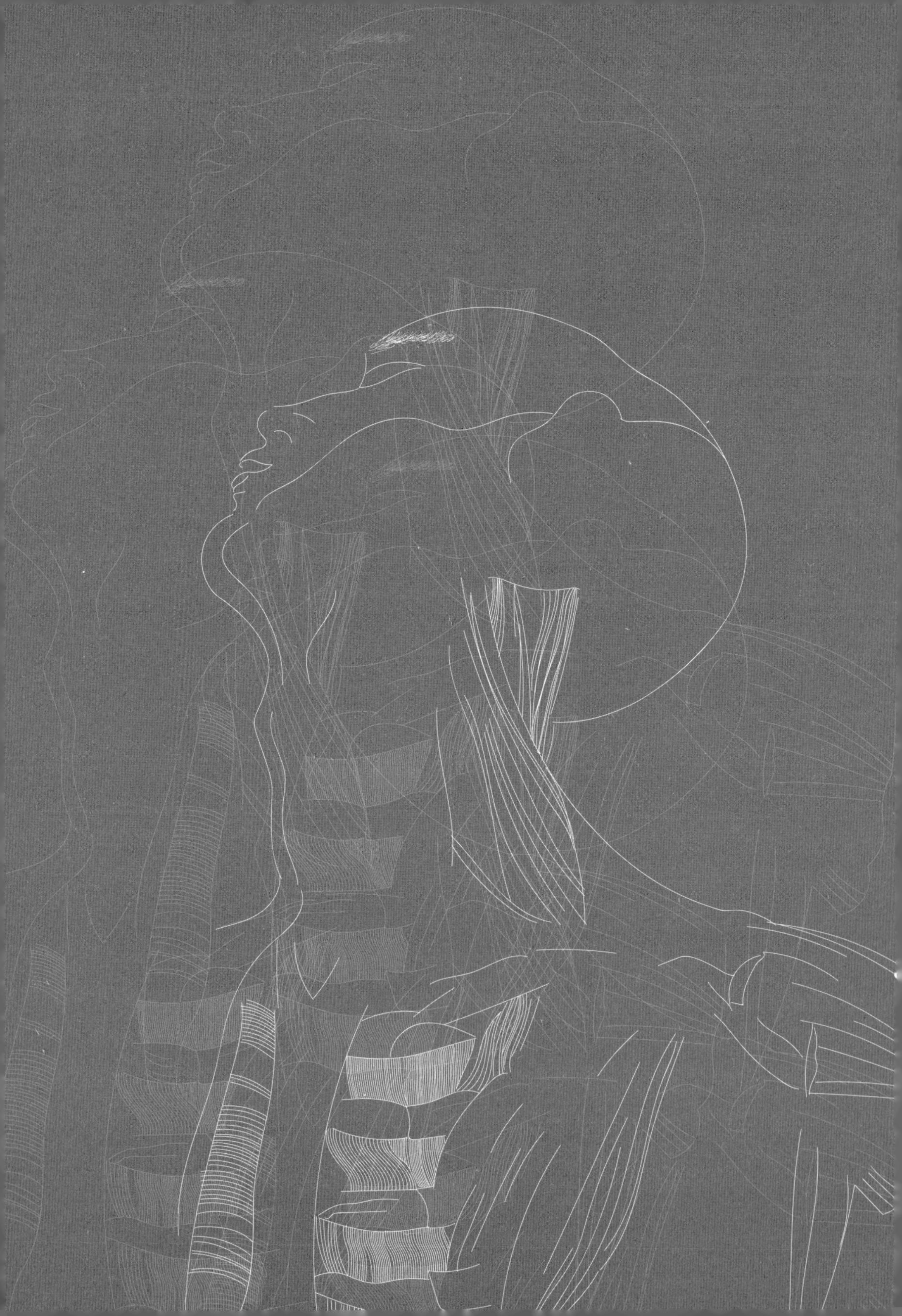

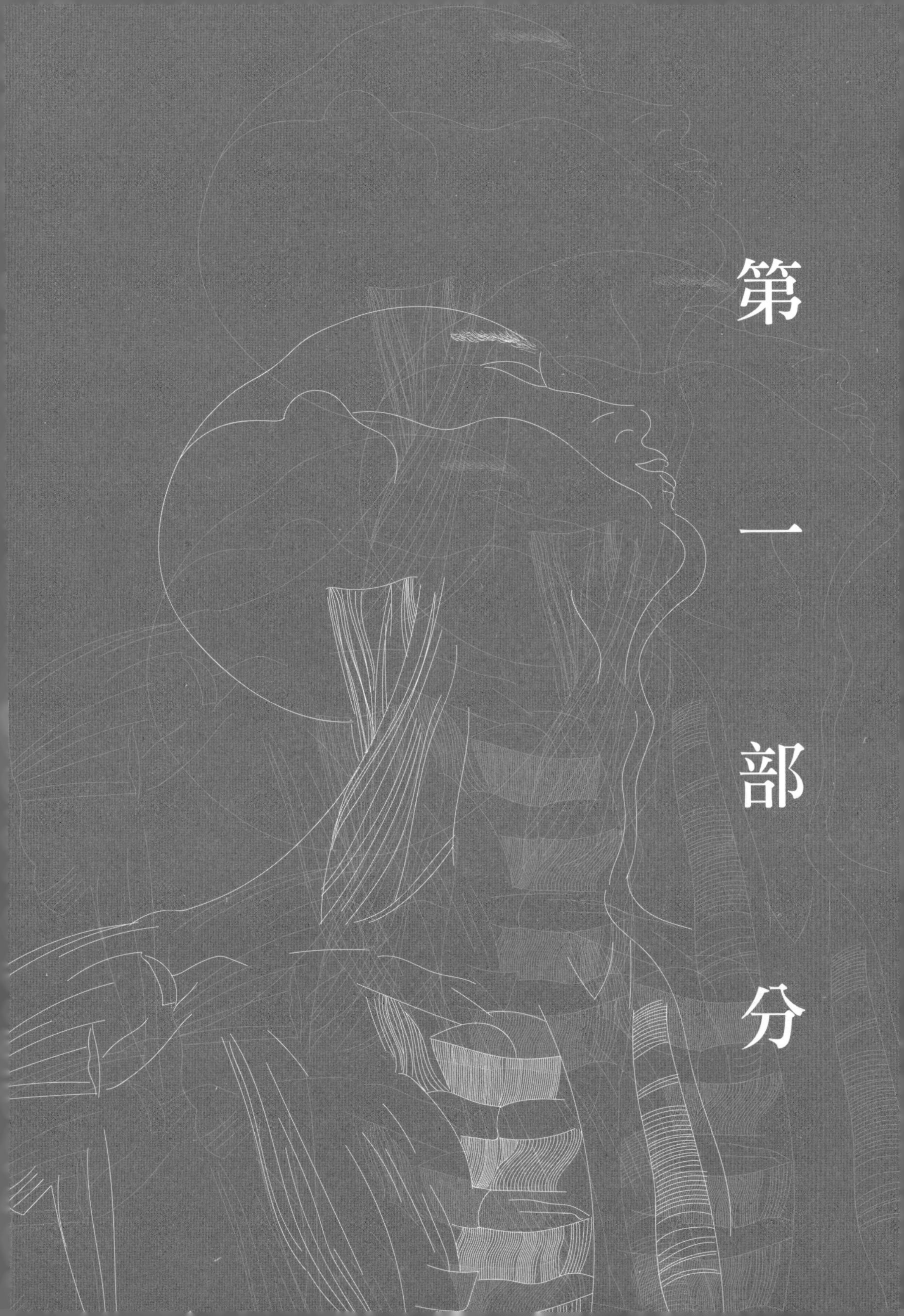

第一部分

CASE 1

斷片真的會忘記所有？
—— 提款機偷竊案

日期：二〇二〇年三月六日（星期五）
地點：尖沙嘴某辦公室、中環港鐵站恆生銀行、蘭桂坊某餐廳

曉容望一望桌上時鐘，原來已經差不多晚上九點。

「星期五的晚上，仍然在工作，我的人生也夠糟糕了。」三十九歲的曉容在無人的辦公室裏自言自語，如果她的慨嘆被人聽見的話，肯定會被人「毒打一頓」。從小，她都是站在人生的頂尖，學業成績優異，從小學開始一直到高中，都名列三甲，成功進入大學，並到美國做交換生。之後在大公司找到一份工作，入職時便是經理級，因為表現優異，現在已經是大中華區的副總經理，離總經理的目標只是一步之遙。所以就説，她的人生哪裏「糟糕」了？

她匆忙但不失謹慎的儲存電腦內的文件，關上電腦。公司只剩她一人，但她還是到洗手間換衣服。一會兒，她約了三位中學同學到蘭桂坊，她不想穿着拘謹的行政套裝赴會，反正這一晚就是四姊妹「超

放鬆」的聚會，喝酒聊天，所以她換上一件普通的寬鬆上身襯衣，下身改穿卡其褲，配襯平底鞋，也戴上帽子。「今天的髮型也很糟糕。」她一邊戴帽，一邊繼續自説自話。在離開公司之前，最重要是戴上口罩。

二〇二〇年一月底，新冠肺炎襲港（當時還未有這個名字），自從一月二十三日確診第一宗個案開始，全港嚴陣以待，關閉口岸機場，曉容的公司也實施輪班制，一半人在家工作，一半人上班。因為有「打邊爐群組」等事件令疫情來了一個小爆發，直到三月初才紓緩過來，市面上漸漸回復正常。這一天是三月六日星期五，自農曆新年過後都沒見過三位好姊妹，發起人逹子於是約了是晚九點半蘭桂坊某酒吧見面。

曉容的公司在尖沙嘴，她有車，但由尖沙嘴去中環的話，港鐵似乎更方便。況且，她今晚會飲酒，即使沒有醉也不宜開車。想着想着，她已經到了港鐵站，在車門關上之際上了往中環的地鐵。

由於政府在三月二日才恢復正常上班時間，市面上人流不多，乘車的也少了。曉容耳朵戴着耳機聽着歌，原本腦裏什麼都沒有，好好的放空，在突然之間，她想起今早發現銀包空空如也。

「要先去提款機。」其實現代社會有信用卡也有電子支付，現金不一定派得上用場，但曉容還是覺得，銀包袋着「一千幾百」才有安全感。列車很快到了中環，她轉了幾層電梯，來到恒生銀行的提款機，前面只有一個人在撳錢，她原本想到旁邊的提款機，但發覺那些都壞了，只好站在那人的身後等待着。

曉容聽着歌，甚至沒留意前面的人是男是女是高是矮是肥是瘦。總之，待那人離開，她就走上前，打開銀包，把銀行卡放到提款機，但奇怪地，怎樣插都插不入。她低頭一看，赫然發現，出錢匣上仍然有錢！她下意識把錢提出來，然後轉身欲找尋那個人的身影。

「喂！喂！」她手中拿着鈔票，叫了兩聲，但前面寥寥的人影卻沒人回應。有人瞄了她一眼便繼續向前行，背向她的人也沒多大反應。她努力回想剛才排在前面的是什麼人，卻怎麼也想不起來。

她望望恆生銀行的櫃枱，這時間當然關了門。她再望望手上那疊鈔票，怎麼辦？放回原處？還是拿去警署？應該要拿去警署吧。

「曉容！」突然，有人在耳邊大聲跟她説話，打斷了她的思緒，原來正是達子，曉容的中學同學，也是這次聚會的發起人。曉容立即脱下耳機，臉上掛着藏不住的笑容，説：「嚇死人了吧。等我一下，我要撳錢。」接着，她隨手把那筆現金放進手袋，然後向提款機插入銀行卡。

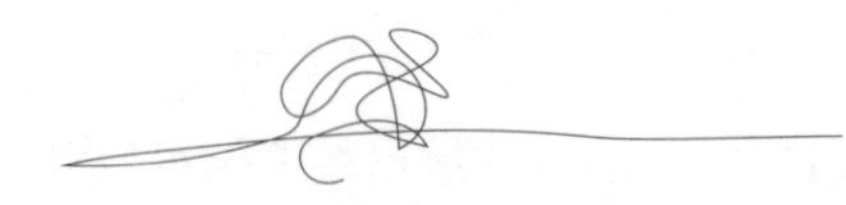

「真是暢快的聚會！」曉容心想。

蘭桂坊不是每一間餐廳都有強勁拍子的音樂，還是有一些可以讓人好好在裏面談天。曉容跟三位中學同學：達子、翠翠和小花，細聲講大聲笑，令人側目。四人都好杯中物，曉容飲的是威士忌，她不是只在歡暢的時候才喝，她平常就有喝，一星期喝四五天是等閒事。近來因為疫情，她只能一個人在家，也就少喝了。一星期前，她坐在家中的露台，一邊喝威士忌，一邊瞭望維港的夜景，好像很有感覺。但今天發覺這並不是她喜歡的感覺，一個人喝的確比不上一班人邊説邊喝般輕鬆。她想起以往的飯局，中學同學、出來工作後認識的前同事、前男友和她的同學，妹妹和她的朋友，每個飯局，捧着威士忌杯，喝的不是酒，是氣氛。

這天晚上，她一早跟達子説了：「我會徹底放鬆，如果斷片了，妳送我到妳家。」她和達子早有默契，誰人喝醉了，另一人就負責照顧。因為疫情，之前在家工作的時候，工作效率低到不行，這個星期大家都上班了，也就全力衝刺了一個星期，她着實需要放鬆、放鬆、再放鬆。

然後，一覺醒來，已在達子的牀上。「昨晚真是喝得痛快。」曉容捧着疼痛的頭，仍掩不住內心的興奮，而她的大叫，嚇醒了在旁的達子。

「讓我在這個周末多睡一會，可以嗎？」之後，二人大笑，倒是醒透過來了。

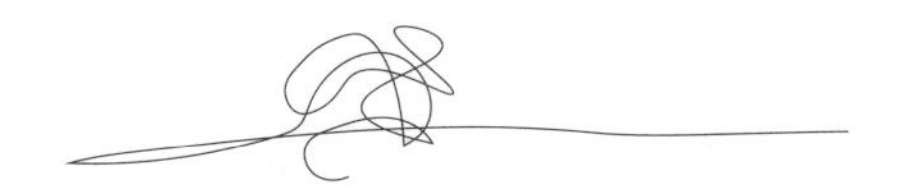

日期：二〇二〇年九月十五日（星期二）
地點：藍田某屋苑

疫情在三月中旬迎來了第二波，然後七月上旬迎來第三波，每日百多人確診。雖然曉容也打了疫苗，但生活似乎沒有變得更好，一方面只能在家工作，她覺得效率低了不少；另一方面娛樂也愈來愈少了，像之前四姊妹的聚會又變成只在 WhatsApp 聊天。幸好到了九月底，第三波疫情漸漸遠去。「接下來應該會好好吧。」曉容心想。

但曉容萬萬想不到，更大的危機在後頭。九月某一個星期二，家裏突然有人按門鈴，曉容打開門，竟然是警察。

「我們懷疑妳跟一宗三月六日中環恆生銀行提款機偷竊案有關，請跟我們返回警署。」

「偷竊案？什麼一回事？」曉容完全記不起來。

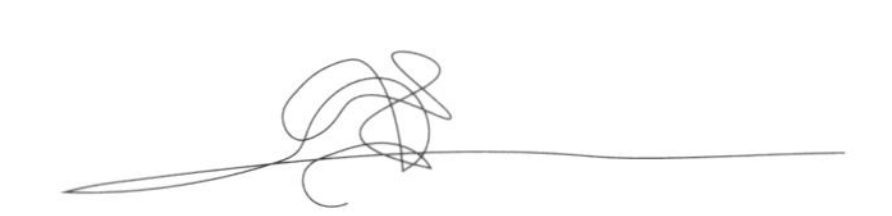

日期：二〇二一年六月九日（星期三）
地點：正思精神健康中心

「她真的完全記不起來。」律師荳荳跟我說。「直到她跟警察到警署，警察播放提款機頂的閉路電視錄像，她才記得有這麼一回事。」

荳荳見我的時候，已經是二〇二一年六月。第四波新冠疫情在五月也過去了，香港連續多天沒有確診個案，人們生活開始正常，除了不能到外地旅行，至少也可以每晚下班之後約朋友吃個飯。口罩還要繼續戴上，但人們在口罩下的表情是輕鬆的。不過我們都並不敢鬆懈，因為我們都知道，下一波隨時會出現。

荳荳每次來到我的診所，都戴上兩個口罩。「你這一棟大廈，每一間都是醫務所，每一間都有機會有一個新冠病人來看病，所以還是小心一點好。」

荳荳此次來，跟我談幾個個案，其中一個就是曉容的偷竊案。

「這不是精神病的個案吧？她沒有精神病的歷史，也沒有病徵。」我一邊説一邊翻着檔案。

「她有機會酗酒。她喝得很兇的，據她自己說，一次至少飲六百毫升……」

「六百毫升很少呀，就差不多兩罐可樂。」我打斷了她。

「六百毫升的烈酒威士忌呀！」聽到荳荳這句話，我抬頭望着她，然後二人相視而笑。

「那倒是誇張。」我說。

「會不會有個可能性，酗酒導致記憶力受損，所以忘記了在提款機拿了錢這件事情？」荳荳是一個盡責的律師，努力為她的客人爭取最好的判決。

但我的角度跟她並不一樣，我在腦海中想着的，是有關酗酒的徵狀，的確跟記憶力有關係，但就這樣回答她似乎有點武斷，況且……

「她是否真的有酗酒，也還是不知道。不如請她來讓我問診一下。」我說。

於是，我正式接下這個個案。

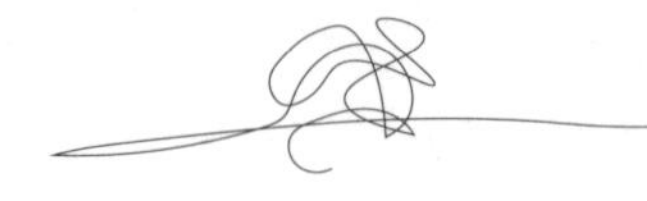

日期：二〇二一年六月十日（星期四）
地點：正思精神健康中心

這類偷竊案一般都可以保釋，所以荳荳很快就安排了翌日下午讓曉容跟我見面。

曉容蓄了一頭短髮，雙目炯炯有神，一看就知道是一個倔強和頑固的人，這類人「捱得」，只要找對了工作，在職場上絕對可以扶搖直上。

不過，這一刻，雙目背後還是藏不住一絲納悶和不安。

「真是一件很糟糕的事。」曉容一邊說，一邊搖頭。不用我問，她就主動說出當日的事：「如果不是看過那段有我樣貌的閉路電視片段，我真的什麼都記不起來。那天，正是疫情剛剛緩和時，我約了三個中學同學到蘭桂坊消遣，期間在港鐵站的恆生銀行提款……不，其實我連提款一事都忘了，一直都忘了。不過我知道，我是在提款機前碰到達子的。之後四人就在蘭桂坊一邊喝酒一邊談天，我放肆地喝，醒來的時候已經在達子的家。」

我正想她說清楚，哪些事情是在警署看到閉路電視之後才想起的，但我還未開口，她就已經回答：「那天，警察帶我回警署，我還是一頭霧水。他們突然給我一個日期，二〇二〇年三月六日，問我去了哪裏，我一時之間真的想不起來。直到他們讓我看手機的行事曆，我才記起原來當日是中學同學聚會。落口供的時候，我完全沒有說到銀行提款的部分，他們當然覺得我刻意隱瞞，但實情是我什麼都不記得。

「直到看完閉路電視，我的記憶才慢慢浮現。對呀，因為我插不進銀行卡，才會發現那疊錢，是一疊一百元紙幣，警察告訴我才知道那裏有一千八百元，因為我當時沒有數過。下意識的就拿了出來……唉，如果當初沒有拿掉多好，後來有朋友罵我蠢，因為一段時間沒人拿走的話，錢就會自動回到提款機的肚子中……真糟糕。我當時回頭，但找不到那位失主，這時候達子剛剛來到……如果說有關那筆錢的記憶，我就到這裏為止了。至於我怎樣拿走，之後是否用掉，這些我一概都不清楚。真的，請相信我。」

我大致明白她的心路歷程，接下來我想了解一下，她是否有酗酒的問題。

「我大學一年級時開始學飲酒。差不多二十年前的事了。當時認識了一個男朋友，在酒吧做酒保。他教我如何品酒，例如葡萄酒跟紅酒有什麼分別，還有白酒、威士忌、干邑……所有有關酒的知識，我都是從他那裏學回來的。而我最喜歡喝的就是威士忌。你會喝酒嗎？（我向她笑一笑，並沒有回答。）我很會喝，一星期會喝個四五天，朋友都叫我做千杯不醉，的確，如果我不是喝威士忌的話，我不易醉。我每次喝威士忌，大約都喝到六百毫升，是否很厲害？不是每一次都會醉，但大約每三次，就有一次會斷片，前一個『鏡頭』在喝酒，下一個『鏡頭』就在牀上醒來。我很喜歡這種感覺。」她笑起來，帶點自豪。

二十年的酒齡，喝威士忌會醉到斷片，六百毫升真的有點多；而且，她一星期喝四五天，正常而言，一星期喝兩三天，就需要停一停。但這算不算酗酒？那就要看看她喝酒對身體有沒有影響。所謂酗酒，在精神疾病診斷與統計手冊第五版（DSM-5）稱為「酒精使用障礙」（Alcohol Use Disorder，AUD），是指在十二個月內，符合十一個標準之中的任何兩項或以上，即被診斷患上此症，而根據患上多少項病徵，分為輕度、中度和重度。（見 P.27 列表）

我想看看的是，她是否對酒精有着依賴。不過她的回覆，似乎也不是那麼一回事：「沒酒喝會怎樣？也沒怎樣。有時我想喝的是那個氣氛，跟朋友一起放鬆的感覺。有時一個人的時候喝喝威士忌也不錯。」

我點一點頭。之後我請她談談工作，她一直說自己如何向上爬，如何成為大中華區的副總經理，不過她突然慨嘆：「近年集中精神需要更多力氣，也有點善忘，是因為年紀大了的關係嗎？我不知道。但我還是努力補足退化了的這一塊。我忘了提款機的事，是否也跟我老了有關？」

我心想，也許跟妳喝酒太多的關係更大。於是我把內容回到喝酒：「喝酒的分量會愈來愈多嗎？」

「不會。反而近來疫情關係，應酬少了，也就喝少了。但喝少了對我也沒有太大影響。」

酗酒的話，忽然不喝或者少喝，可能會有「戒斷徵狀」，於是我問：「近來有沒有一些如失眠、心跳加速之類的身體病徵？」

「都沒有。只是有時宿醉之後，偏頭痛愈來愈厲害。」曉容說着，用手掩着她的右側額。

我點一點頭，默默地在筆記上記下重點。之後替她做一些測驗，才讓她回家。

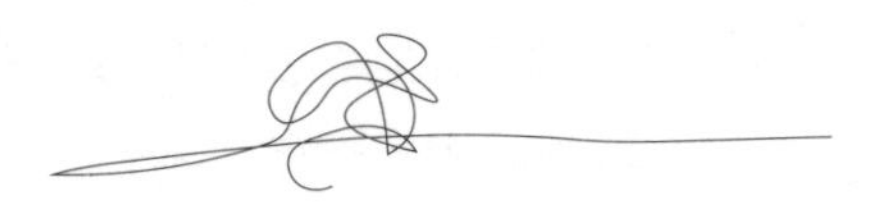

日期：二〇二一年六月十一日（星期五）
地點：正思精神健康中心

「她沒有酗酒。」翌日，我跟荳荳說。

「不可能吧。她每次喝六百毫升威士忌呀。」

「有些人就是天生可以喝。」我說：「不過有一條補充資料可能會嚇妳一跳。她的妹妹也有來問診，提供了進一步的資料，她妹妹也是她的長期酒友，所以知道得更清楚，原來六百毫升只是曉容經常掛在口邊説説的虛擬數字，真正的她一晚根本不只喝六百毫升，而是更多！她妹妹都知道她喝得很兇，所以兩年前曾帶她做身體檢查，但報告指身體一切正常。」

「那她就沒有記憶力衰退的問題了。」

「她自己説沒有。」

荳荳用一副無助的眼神望着我。

「不過，這樣子瘋狂飲酒，不代表完全沒有問題。」我説：「她不是酗酒，但有一種行為，比起酗酒並不算那麼嚴重，但也會引發一些生活問題的，叫『暴飲』，英文是 Binge Drinking，學術一點的名稱叫『重度間歇性飲酒』（Heavy Episodic Drinking），其中一個影響，是關於短期記憶的。」

荳荳的眼神，由無助變成雙眼發光，只是一瞬之間。

「不用這樣子望着我，我只是……」

「你只是實話實説嘛，我知道。那麼，報告就靠妳了！」荳荳拿起背包，隨着一聲拜拜，就離開了我的診所。

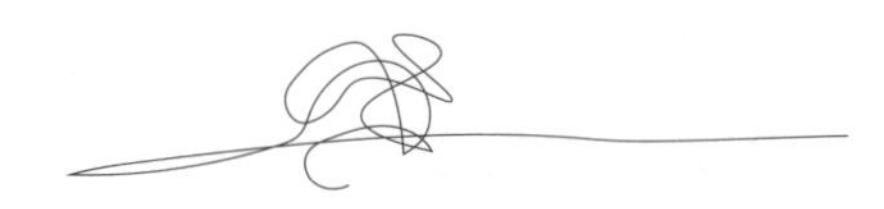

日期：二〇二一年七月十二日（星期一）
地點：區域法院

一個月之後，二〇二一年七月，曉容一案開審。當天，我戴上口罩出庭。這個多月來，疫情並不算嚴峻，我和市民一樣，對未來感到樂觀——我也想去旅行呀！

出庭前一晚，我連夜準備了報告，而在庭上，我將會讀出報告的內容。首先，我會介紹香港衞生署建議成年人的飲酒量，然後介紹暴飲這個行為（見 P.28 列表），繼而總結曉容是暴飲者這個事實：「曉容每周至少喝酒四次，每次平均喝五百五十至七百六十毫升的威士忌酒，相當於十八至二十五個單位的酒精——香港衞生防護中心建議，成年女性每日飲酒量不應超過一個單位（約含十克純酒精）；而會判定為暴飲者，是根據疾病預防控制中心的定義，每次飲酒量需達到七點五個單位，顯然，曉容是一個暴飲者。」

不過，法官顯然很在意曉容並非酗酒者這個事實，他一再向我確認這件事。

我說：「雖然，曉容並未被診斷為酗酒者，但暴飲者亦會出現許多健康問題，包括一些慢性病如中風、心臟病、肝病、部分癌症、高血壓等，亦有一些性與暴力的社會問題、記憶和學習的問題，最嚴重的還是會變成酗酒者。」

記憶空白，又稱為「斷片」（blackout），最常見的原因，是血液酒精濃度（BAC）水平迅速升高。斷片期間，人可以正常工作、吃飯、走路、交談，但無法記下部分或全部記憶。

這裏要說一點專業的。人的記憶，有分為短期記憶和長期記憶。一個人清醒的時候，我們認知了一件事，比如「Mirror 是有十二個人的」，那麼，感官就會通過一個叫做「轉移編碼」的過程，將「Mirror 是有十二個人」這個資訊變成我們的短期記憶；然後，通過背誦等方法，再一次「轉移編碼」，就會將「Mirror 是有十二個人的」的資訊轉移到長期記憶的儲存庫之中。

如果有一天，有人問你：「Mirror 有多少個成員？」大腦就會從長期記憶的儲存庫之中檢索，找到答案後會放入短期記憶之中，我們就會懂得回答：「Mirror 是有十二個人的。」，而當一個人斷片的時候，是難以在發揮其他身體功能（如說話）的同時，形成新的長期記憶，因為酒精令 BAC 迅速增加，繼而干擾短期和長期記憶儲存之間的轉移編碼和檢索。換句話說，如果有人在你斷片之前告訴你「Mirror 是有十二個人的」，你酒醒後可能就不會記得這資訊。

「斷片之後，記不起之前發生過的事，是有機會的。」聚焦案件的話，我這裏特別強調這一點。

大量飲酒，會損害稱為海馬體的大腦結構，對大腦產生持久性的影響，包括記憶力和學習能力。長期大量飲酒並因此經常出現昏厥的人，即使沒有醉酒，也有可能出現一般性的記憶喪失。根據一項着眼於飲酒量對日常記憶的研究，經常飲酒的人，會出現記憶力的問題，比不飲酒者多百分之三十；比起只喝少量酒的人，也多百分之二十五。具體而言，在該研究中，經常飲酒的人，更有可能錯過約會和生日等重要日期，或者忘記按時支付帳單。即使在研究中，參加者保持在健康飲酒限度內的情況下飲酒，研究人員也發現，他們記憶力減退的問題顯著增加。

我在法庭上，闡述以上較為學術性的分析。簡單而言，就是從醫學角度和社會學角度，都有研究顯示，飲酒會影響記憶力。而事實是，曉容是一個暴飲者，而且經常飲到斷片。

至於法庭是否認為，曉容的盜竊行為，是因為過度飲酒導致記憶力下降，那就靠法官的判決了。畢竟，精神健康報告，只是法庭其中一個證人，法官需要更全面的考慮。

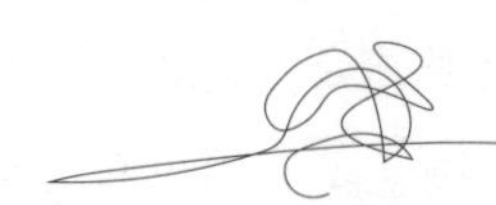

日期：二〇二二年一月二十日（星期四）
地點：正思精神健康中心

二〇二二年一月初，曉容的案件終於有了判決。她被控盜竊罪，罪名成立，罰款八千元，並需要向受害人賠償跟盜去的金額相同的一千八百元。

二〇二二年開始，香港也迎來了新冠肺炎的第五波疫情，確診數字以幾何級數上升，香港簡直風聲鶴唳。很多病人也不願意出外，我很多時候也要靠視像會議的方式來問診，而這些病人之中，就有曉容。

她因為盜竊罪成而感到委屈。在她心底，一直覺得當時只是不小心而已，她有想過把款項交到警署，只是因為斷了片，什麼都忘記了。為什麼法官不信任她呢？她擁有高薪厚職，說她貪那一千八百元簡直是侮辱，而且她有很多人格證人擔保，卻仍然罪成……想着想着，她得了抑鬱症。

在視像鏡頭的另一方，她無精打采的眼神，跟第一次問診時完全不一樣。她直到上庭前仍堅信自己的清白，所以衝擊也特別大。

這個個案留給我的疑問是，究竟一個人的一些過量行為，是否真的要到出現了醫學上的病態，才會影響日常行為？曉容的確與酒為伴，她多喝，但未至於成為一個酗酒者，但其實暴飲者一樣會影響身體，包括記憶、學習，這種影響，我們不能無視。曉容的工作能力上佳，酒精不至於影響整體工作表現，但這並不等於沒有影響。

除此之外，不但有關法庭的判決，甚至我們的日常生活，自以為並非酗酒者的暴飲者，是否要正視，其實他們的身體，正在一步一步的崩壞？因為飲酒畢竟是合法的，所以很多人都會覺得是安全的。但我們不能忘記，合法的東西，如果過量，也會影響身體健康。我想特別強調的是，如果是一個有精神問題的病人過量喝酒，是可能會影響他的精神健康。

如果曉容早一點知道這道理，減少喝酒，會否逃過一劫，仍是未知之數。但多喝酒的確無益，這卻是肯定的。

可惜的是，對於暴飲者的情況，世界各地仍然未有統一的標準，可能因為這個原因，使問題一直未被足夠正視吧。

希望我把這個個案寫出來，可以引起大家更多的思考。

酒精使用障礙
（Alcohol Use Disorder）

在十二個月內，在以下十一個病徵中發現兩個或以上，表示已患上此症，患上兩至三個為輕度，四至五個為中度，六個以上則為重度：

一、每次喝酒的分量，比預期要喝的分量為多。

二、多次想減少或停止喝酒，但失敗。

三、花很多時間喝酒，即使感到不適，也想克服喝酒後的壞影響。

四、想喝酒想得不想做其他事情。

五、喝酒或喝酒後導致的不適，會影響家庭、工作和學業。

六、即使喝酒會為家人朋友帶來麻煩，還是想繼續喝。

七、為了喝酒，減少或放棄自己喜歡的興趣或重要的活動。

八、多次在飲酒期間讓自己受傷甚至身陷險境（例如不小心駕駛、在危險區域行走、進行不安全性行為）。

九、喝酒後記憶力減退，甚至感到抑鬱、焦慮或導致其他健康問題。

十、需要喝更多的酒才能滿足，或換句話說，平時的攝酒量已經不能滿足。

十一、當少喝了酒，會出現戒斷症狀，如睡眠困難、顫抖、躁動不安、噁心、出汗、心跳加速、癲癇，甚至感覺到不存在的東西。

暴飲（Binge Drinking）或稱重度間歇性飲酒（Heavy Episodic Drinking）

暴飲，是一種重度飲酒模式，即一次飲用超過六十克純酒精，相當於大約七點五個單位的酒精。「一次飲用」，是指幾個小時的時間。

根據美國疾病控制及預防中心（Centers for Disease Control and Prevention，CDC）的說法，達到法定飲酒年齡的成年人，男性每天最多飲用兩個標準杯；女性則每天最多飲用一個標準杯，才叫適度飲酒。一個標準杯等於一點七五個單位的酒精。

美國藥物濫用和心理健康服務管理局（Substance Abuse & Mental Health Services Administration，SAMHSA），將暴飲分類為：女性在兩小時內喝四杯或更多的酒精飲料（七個或更多單位）；或男性喝五杯或更多酒精飲料（八點七五或更多單位）。大量飲酒被定義為男性每周飲用至少二十六點二五個單位，女性則每周飲用至少十四個單位。

此外，香港衛生署建議，成年男性每日飲酒量不應超過兩個單位，而成年女性每日飲酒量不應超過一個單位，以減低飲酒的風險。

CASE 2

毒品會導致精神病？ —— 濫藥下的虐兒案

日期：二〇一三年一月十日（星期四）
地點：「草屋」

把小孩都交給前夫之後，詠儀趕到「草屋」這個地方。

每次她都是趕來，如果來不了「草屋」，她不知道自己會變得怎樣。

她十五歲開始就在「草屋」流連，剛好二十年了。當然，其間「草屋」搬了很多次。

還記得，是阿天帶她進來的。十五歲那年，詠儀被父親拿着藤條瘋狂的追打，她逃出家門，坐地鐵不知到了哪一區，見到一個公園。她在那裏一個人坐着，坐着，直到阿天來搭訕。

「我有一個地方，一定會令妳開心。」阿天説着，露出一個燦爛的笑容，然後説：「不過，妳要做我女朋友。」

詠儀猶豫了片刻，當一個認識了半小時的人的女朋友？

阿天又説：「妳怕我騙妳？」

「有什麼好怕？」於是，詠儀跟了他到「草屋」。

詠儀不知道為什麼會想起阿天，但她現在需要的，是「草屋」，如果再不走進去，她會嘔、會暈。她推門進了「草屋」，入面煙霧瀰漫。她選了一個地方坐下來，很快就有兩個男孩走過來。她認得，上個月賣了「那東西」給他們，看來又再想要。

「沒有呀！」兩個男孩還未來到，她已經喊得歇斯底里，嚇得人家調頭就走。

「那東西」，是可卡因。她能夠成為毒品拆家，也就多得阿復，她二十歲時的男朋友。阿復本身就是毒品拆家，詠儀跟了他，也就認識了賣毒品的人，即使二人分手了，她也懂得自己去找人買毒品，然後在「草屋」中轉賣。很多人因為賣毒品而致富，但她卻沒有。她就是想吃的時候買，同時買多一點再賣給人，僅此而已。

「為什麼老是想起那些又舊又臭的男人？」詠儀心情的確糟透，因為她的「前夫」阿光。這個所謂「前夫」，完全不顧小孩，三番四次，三催四請，才肯帶小孩一晚。哪有這樣不愛孩子的爸爸？

想到孩子，又是另一個煩惱，兩個兒子，一個六歲，一個五歲，整天都吵吵鬧鬧的，尤其大兒子，要他停下來一刻有多難？整天在家爬高爬低。令她最擔心的是，小兒子近來也有這個情況。家裏每天都亂成一團，詠儀整天都要喊破喉嚨，跟兩個「化骨龍」糾纏得難以呼吸。

要呼吸，只有來「草屋」。唯有躺在這裏，才能享受自我。

「阿嫂！」突然，一個女人坐了過來。「噢不，前阿嫂。」這個女人似笑非笑的望着她。

詠儀一看，原來是「表妹」。她不是自己的表妹，而是阿復的表妹。她認識這個表妹比阿復還早，以前都是「草屋」的常客。自從自己跟阿復分手之後，表妹再也沒有來「草屋」了。

表妹從袋中掏出兩包東西，把當中的粉末倒在枱面上，其中一包倒在詠儀的面前，然後做了一個「有請」的手勢。

「謝謝。」詠儀說着，用熟悉的動作把它吸進體內。

「差不多十年沒見面吧。」詠儀開始跟表妹聊起來，不，其實只是表妹自己一直在說，詠儀萬般不願，卻又推搪不了。但聽着聽着，才驚覺二人這十年的遭遇十分相似。詠儀有兩個小孩，表妹有四個，然後兩人都離了婚，大家的前夫也是一樣對小孩愛理不理，自己一個人母兼父職，花了百分之九十的時間來照顧小孩，身心疲累。

「我去的『那一檔』，被查封了。」「那一檔」，就是表妹平常吸毒的地方，所以她就回到「草屋」來。

重逢並不讓詠儀驚訝，真正驚訝的是，表妹跟她住得很近，就在同一個屋邨，不同座數，但樓層竟然也一樣。

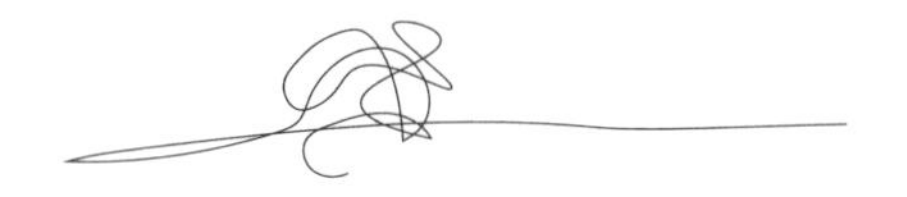

日期：二〇一三年四月
地點：長沙灣某屋邨

「企好，企定，伸右手出來！」兩個兒子一放學回來就在吵個不停，詠儀一人搧一記耳光之後，還要他們接受藤條打手板的懲罰，但兩個小孩豈會就範？所以後來就演變成了追打。

詠儀一直都沒有工作，靠綜援金度日，兩個小孩開始要上學，幾乎都花光綜緩的金額了。所以她要賣毒品，但她晚上要照顧小孩，不能常常在「草屋」出現，因此她也賺得不算多，生活一直沒有機會改善。

「叮噹！」兩個兒子的叫喊聲幾乎蓋過了門鐘的響聲，但詠儀也知道來的是表妹。這三個月來，表妹除了在「草屋」出現，竟然慢慢滲入了詠儀的生活。有時會帶她的兩歲小兒子俊俊來詠儀的家，跟詠儀的兩個兒子一起玩。表妹有四個小孩，都是兒子，卻有三個不同的父親。大兒子、二兒子和三兒子都隨他們的父親到外國，剩下小兒子，由自己照顧，小兒子的父親沒打算理會他們，就連基本的生活費都不會提供。

詠儀其實不想招呼表妹，但表妹那副「盛情」讓她「難卻」。有一次，表妹提出一個要求：「可以替我照顧我的小兒子兩天嗎？我要到內地公幹。」

詠儀最初心想，也就只是照顧兩天而已。怎料，照顧俊俊不是容易的事，他的自理能力有問題，吃飯要人餵，更會隨時隨地大便，而且俊俊非常頑皮，本身家中的兩個孩子已經很吵鬧了，再加上一個俊俊，家裏真的是「嘈到拆天」。原本以為只是照顧兩天，但表妹卻一而再再而三的用不同藉口不肯接走俊俊。俊俊的一日三餐，甚至紙尿片費都要詠儀自掏荷包，表妹完全沒有付出任何照顧費！有次俊俊感冒，詠儀帶他去看醫生，當她向表妹取回醫藥費，表妹總是顧左右而言他。

最惱人的，是俊俊經常跟她兩個兒子吵架打架。

「媽媽，大哥又跟俊俊打起來了。」詠儀一開門，二兒子立即來「告狀」。她馬上拿出藤條，家法伺候。她常常用藤條打自己兩個兒子，這也沒辦法，雖然在打兒子的時候，她心裏總會想起童年被父親打的日子。

不過她一直都沒有打俊俊，畢竟他是人家的孩子嘛。直到有一次，她發現兩個兒子的手腳都有被抓傷的痕迹，才知道俊俊喜歡有事沒事都在抓人，而且俊俊的力氣比自己兩個兒子都要大，弄得兩個兒子身上都有拳腳傷痕，於是有一次，藤條鞭到俊俊身上，他的哭聲很淒厲，但愈哭，詠儀便打得愈大力，完全沒有留手的意思。

自此之後，三個小孩子她都會打，而且有時還會趕他們到走廊罰站半天、不給他們吃飯等等。

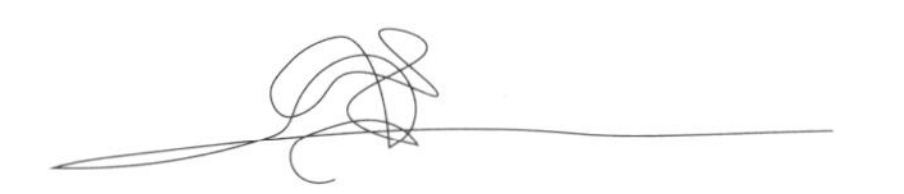

自從收留了俊俊後，詠儀去「草屋」的時間變得更多。其實，正常情況下她根本沒有這樣的時間，但她深深感覺到，如果不去「草屋」，她就無法再撐下去。所以，她會在三個小孩都睡着的時候偷偷溜出去，甚至會把房間的窗都鎖起來，她覺得這樣做的話小孩就會安全。

但去到「草屋」，也不是沒有煩惱。聽説警察近來嚴加打擊毒品，也會派卧底混入一些派對會場。她不知道「草屋」有沒有卧底，但凡是一些生面口的人，她也會有所防備。她曾想過不再賣可卡因，但生活開支迫在眉睫時，她又想不到其他方法。

「心很累。」在家，要照顧三個小孩；來到草屋，滿以為可以放鬆一下，但也變成了一門「工作」，同時還要防範警察，她感到很大壓力，也因此愈吸愈多可卡因，留在「草屋」的時間，亦變得通宵達旦。

來到二〇一四年農曆新年前夕，表妹回來把俊俊接走了，説要一起過年。豈料農曆新年過後，表妹再一次帶俊俊前來，詠儀打算不開門迎接，不理會表妹，她總不能替對方白養兒子吧！可是表妹拍門拍了五分鐘後，詠儀以為她走了，卻突然聽到，外面傳來了俊俊的哭聲。

原來表妹把俊俊留在門外，就這樣自己走了。

之後，表妹像失了蹤一樣。WhatsApp 不讀不回，電話長期沒人接聽。詠儀迫不得已，只好把俊俊接回來。三個小孩整日在家嘈交打架，詠儀又要出動藤條，這樣的生活，無限循環，沒完沒了。

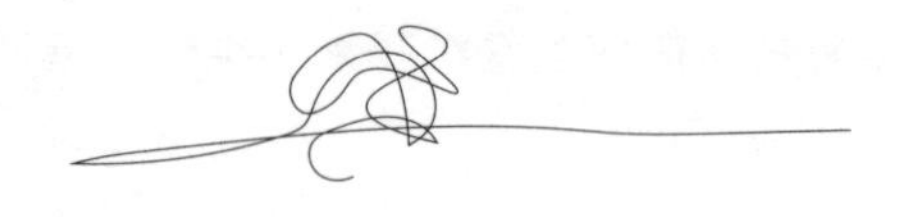

日期：二〇一四年九月六日（星期六）
地點：長沙灣某屋邨

前一天的晚上，詠儀才在「草屋」度過。她回來的時候都差不多早上六點了。叉了電以為精神會變好嗎？不，詠儀只覺得，又要回到地獄了。果然，一回家就聽到聲音，三個小孩已經起牀了，而且在房間中吵了起來。

詠儀經常弄不清楚為什麼他們會吵起來。總之最後她的藤條都會向三人一同招呼過去。她很討厭俊俊，所以有意無意間會打得大力些。就在打開門後，她看見俊俊又向二兒子出力的拳打腳踢，她怒火中燒，一巴掌扇到俊俊的左頰上，這力道打在小童身上非同小可，俊俊整個人被打得趴在地上，頭部撞到了牆壁上。

詠儀沒有理會他，打算回到自己房中，但眼尾看到俊俊撫摸着頭站起來，向她投以憤怒的目光，她再一次無名火起，拿起藤條再打了他兩下。「今天沒有早餐吃！」詠儀留下這句話，就走到廚房準備今天的早餐。

吃早餐的時候，詠儀還是準備了俊俊的碗筷。俊俊也有吃早餐，不過吃得並不多。就在這時候，詠儀想起他剛才憤怒的眼神，覺得他是出於賭氣才不吃早餐，於是又無名火起，站了起來，一手夾着他的嘴巴，另一隻手拿筷子把炒蛋塞進他的口裏。

「吃吧！吃吧！」她一邊塞，俊俊一邊掙扎，最後她一手把俊俊推倒在地上，俊俊立即哭了起來。但詠儀完全不理會他，只是自顧自的吃着早餐。

吃過早餐之後，詠儀開始洗碗、清潔，就像平常一樣。回過神來，竟然見到三個小孩一起坐在梳化上看電視卡通片，她知道，看卡通片的時候是他們稍為安靜的時刻。這時俊俊坐在兩兄弟中間，還挨着二兒子的肩膊，好像很溫馨的樣子。

但這溫馨只是暫時性的。當電視進入廣告時段後，家裏又變得嘈雜起來。

「為什麼要挨過來？要睡就進房間睡！」二兒子一邊罵，一邊把俊俊的身體推向大兒子的那一邊，大兒子十分抗拒，說：「不要挨過來，叫你入房睡，聽不到嗎？」大兒子的動作比較粗魯，他用力把俊俊的身體推向二兒子的一邊，就在此時，二兒子突然站了起來，俊俊在沒有任何依靠之下，倒在梳化之餘，更滾到地上。

這時候，大兒子首先覺得俊俊不太對勁：「為什麼他的嘴唇是紫色的？」

兩個兒子對望了一眼，有點驚慌下便立即跑向剛走進房間的詠儀。詠儀得知後馬上跑往俊俊身邊，喊了幾聲「俊俊」，但他並沒有任何反應，詠儀伸手探了一下俊俊的手，竟然是冷的；此時，詠儀感到冷汗直冒，手亦不受控地開始顫抖。她想把手拿到俊俊的鼻孔前，卻冷不防大兒子搶先她做出這個舉動。「沒有呼吸！」大兒子驚訝地說。

詠儀心裏感到混亂，但還是懂得報警。

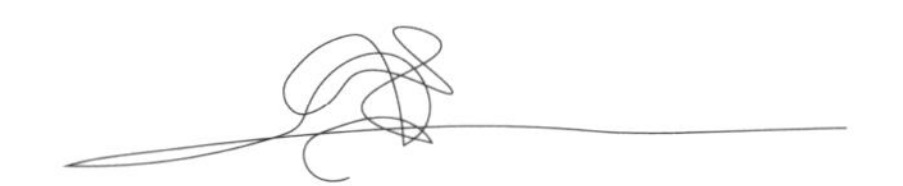

日期：二〇一五年五月六日（星期三）
地點：正思精神健康中心

這天，我剛從小欖精神病治療中心回來。自從私人執業之後，有時也會接一些由法醫精神科部門外判出來的個案，但無論是控方還是辯方請我當專家證人，我的工作都是一樣，如實地、客觀地將病人的情況呈現。

這次的病人是詠儀。她被控兩條罪：謀殺（《侵害人身罪條例》）和虐兒（《侵害人身罪條例——對所看管兒童或少年人虐待或忽略》）。她是自己報警的，當警方來到之後，她的精神極不穩定，而且開始語無倫次。翌日上庭時，法官把她還押到小欖精神病治療中心。據小欖的醫生透露，他們很快就發現詠儀有毒癮，同時亦懷疑患有抑鬱症。

我已經是第三次在小欖見詠儀了，也大致從她口中知道案發的情況，以及她當時的心路歷程。但這樣並不足以判別她是否患有精神病，以及她患有什麼精神病。在這期間我也約見了她的父親、祖母、中學班主任、她的前夫與兩個前男友。

以下是我在撰寫報告時的筆記，綜合不同人口中的她，就能看到最接近真相的情況。

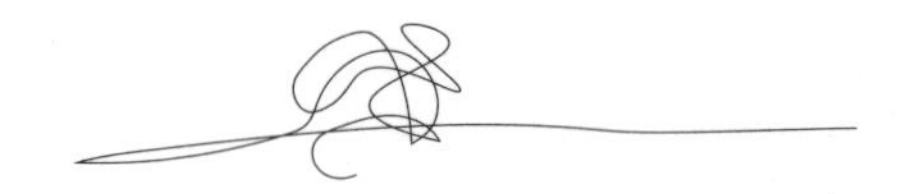

首先由詠儀的童年開始説起。「我九歲的時候，媽媽因為車禍去世了。之前的記憶都很模糊，可能是快樂的？不知道。我只記得，爸爸是個酒癮，是否在媽媽死後他才喝酒？不知道。我也不想知道。我知道的是，他喝了酒之後就會打我，毫無理由的。」

可是，從她的父親和祖母口中，又道出了不一樣的觀點。現在已經六十歲的詠儀父親阿生説：「我當然要打她，她偷錢、吸煙，哪能不打？」

詠儀八十七歲的祖母在電話中大聲告訴我：「我跟他們父女住在一起，所以知道得很清楚。他們兩父女都有問題。阿生酗酒，詠儀升上中學之後，就變得愈來愈壞，又沒禮貌，講粗口，經常頂撞大人，又偷錢，偷爸爸的錢，偷我的錢，偷錢來做什麼？買煙仔！十一二歲就學人吸煙……」

至於在學校方面，詠儀說自己沒有朋友。「朋友的傾訴？我沒有朋友。同學們一看就知道有一個幸福的家庭了，我配不起他們。我在學校裏都是一個人的。有沒有受到欺凌？如果說是那些被幾個女生圍着毆打的就沒有，但同學都在杯葛我，又在背後說我在晚上到網吧打工，因為我的黑眼圈很大，整天都看似睡不飽一樣，但他們並不知道，我是因為每晚都被人打，所以精神才會如此差。」

這一點跟詠儀的中學班主任小玲所提供的資料吻合，但小玲提到這點：「我相信她在外面有一班壞朋友。她放學之後就離開學校，但家人說她每晚都很夜才回到家。」

從各人所提供的資料中，我判斷，詠儀小時候很大機會有行為障礙（Conduct Disorder）。

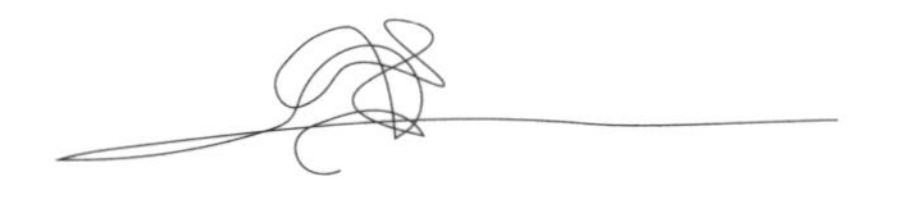

之後，是有關詠儀的情史。她十五歲離家出走的時候遇上第一個男朋友阿天。「阿天對我很好很好，他那時候二十一歲，是黑社會什麼堂的一個聽說很厲害的角色，我白天就躲在他的家，晚上就陪他到『草屋』，有時會跟他的兄弟吃飯。這四年是我人生中活得最快樂的日子了，我甚至以為做黑幫沒什麼不好。怎料有一次，他不知怎的跑去殺人，被警察抓到了，就這樣判了十幾年監禁。」詠儀說着，臉上時而有點愉悅，時而有點唏噓，看來這段感情在她心中，分量不輕。如果這段感情是她人生中最快樂的時間，那麼當阿天被捕，詠儀從天堂掉進地獄的時候，那刻的精神狀態，相當值得注意。

過了那麼多年，如今阿天已經出獄了，我們也聯絡了他，他說：「我要坐牢十幾年，為了她好，只能分手了。那也是沒法子的事。她一直住在我家，我要她搬走，請了我爸來處理，爸說，她把我家可以丟的東西全丟在地上，把玻璃杯摔滿一地後才離開。」阿天苦笑說：「她的情緒一直是這樣。」

「第二個男朋友阿復幾乎是無縫接軌。」詠儀說：「沒辦法呀，我要找地方住，剛好阿復一個人住，有地方，我們同居了五年，還為他生了一個女兒。」她說出來的時候，我也感到驚訝。我隨即問她，還有沒有其他孩子時，她說：「其實在此之前，我跟阿復的第一個孩子流產了。」

根據詠儀提供的聯絡方法，我們也找到阿復。阿復最初不太願意提供資料，但後來還是主動回電給我。他說：「我現在有一個家庭，不想跟之前的事有任何關係了，但我還是盡一點責任吧。我和她沒有正式結婚，只是住在一起。她有毒癮，怎帶她出來見人？至於我和詠儀的女兒，在她半歲的時候因為詠儀的疏忽而死了，應該說是意外吧，不好好看着她，結果她自己爬下牀，失足……之後我們都不開心，她就因此常常去『草屋』，我反而不想再流連那些地方了，我想好好過生活，於是，我們正式分手。」阿復也提到，詠儀的情緒大起大落，尤其在失去女兒之後。

「我是在二十四歲時和阿復分手的。」詠儀說：「但其實在和阿復分手前我就認識了阿光。不，我是一早就認識阿光了，他當時是『草屋』的小老闆之一，現在不是了，也不知道跑到哪裏。跟阿復分手後不久，我就跟阿光在一起了，也是同一個原因，我要找地方住。阿光有一間公屋，我們同居了一年後他就向我求婚了，四年後有了大兒子，然後再有小兒子，好像很好呀，但有一天，阿光走了，走得很徹底。」

阿光人在內地，跟一個杭州女人結了婚。他看到新聞後主動聯絡香港警方，希望能提供一些幫助，但一再囑咐不能告訴詠儀如何可以找到他。他說：「兩個兒子出世之後，我覺得很吵、很煩。詠儀也煩，她也是無時無刻在吵的人，還常常打兒子。這時候，當我到內地公幹時遇上現在的太太……」看來，詠儀碰上了「渣男」。但「前夫」的不辭而別，只會讓她的情緒進一步崩潰。不過，從他的說話中證實了詠儀常常打兒子這一點。

我們也找到表妹。對於兒子的離世，她似乎不太傷心。看來她一開始就不想照顧俊俊。

表妹表現得不太合作，而她對詠儀的了解，似乎也不多，所以就不在此敘述。

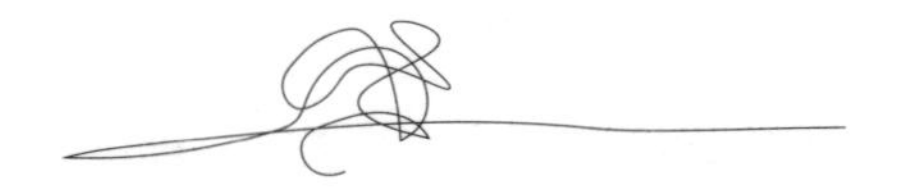

在詠儀的家人和朋友幫助下，我對這個個案了解得更多。

詠儀在案發時應該患上了抑鬱症，看過小欖醫生的報告，他們也有同樣的診斷。但她也許在更年輕的時候已經患病，只是她自己沒有發現，身邊的人也不知道。

但詠儀的抑鬱症從何而來呢？首先，她有巨大的生活壓力，既要撫養兩個兒子，卻又沒有一份正當的工作。值得一提的是她兩個兒子的近況，在她被捕之後，兩個兒子交由託兒所照顧，最近發現兩個都患上「過度活躍症」，大兒子的徵狀十分嚴重，詠儀在不知情的情況下，還要照顧着兩個患病的兒子，當中所耗費的心力超乎一般人想像。直到表妹的出現，常常交託俊俊要她代為照顧，俊俊是一個極其頑皮的孩子，就讓她的情緒上百上加斤。其次，她長期服食可卡因，有一些毒品是有機會導致抑鬱症的，而她服食可卡因的原因是為了要減壓，究竟是毒品導致抑鬱症，還是抑鬱症令她染上毒癮，是雞蛋與雞的問題。

雖然吸食可卡因可以令一個人有抑鬱，但從她的病史看來，她早在青少年時期，就有機會患有行為障礙，而行為障礙患者，長大後也較平常人有多一些機會患上抑鬱症。至於可卡因是她用來應付平時處理不到的日常生活情緒。不過，是極端的環境令她有抑鬱症，還是毒品令她患上抑鬱症，這一點就很難作出判斷。這類個案其實並不罕見，像很多精神病患者一樣，抑鬱症除了病症本身外，還會有許多問題伴隨着出現，而在這一個個案中，就是吸毒問題。也可以說，她小時候的遭遇，亦令她容易受毒品吸引，行為、毒品、精神病，這全部都是相連的。

至於有關虐兒的行為，詠儀本人已經有許多風險因子（Risk Factor）：例如她小時候有被虐待的歷史、她有抑鬱症、她沒有工作、沒有朋友圈，遇到困難時得不到幫助、吸毒、兩個兒子都有精神病，以上都是在她身上發現的風險因子。可是，沒有人幫助過她，就連她身邊的所有伴侶，都沒有發現她有情緒問題，從小到大都沒有人理她，因此認識了壞朋友又不懂得處理，結果泥足深陷。

許多精神病或會衍生出一些罪行，但其實這些罪行的風險因子，跟患病的風險因子，是一樣的。我一直強調，我們要有判別身邊的人是否有情緒病的基本知識，遇上懷疑，不要猶豫，立即見醫生，愈早發現，問題就能愈早解決。

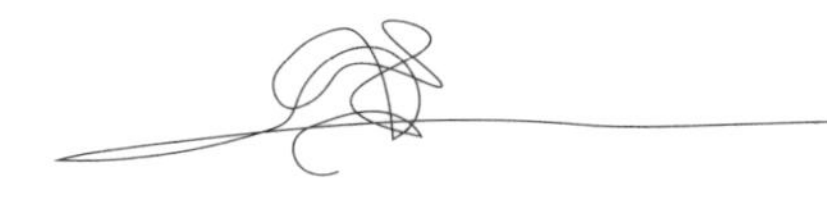

最後，詠儀被判謀殺罪名不成立，誤殺罪名成立；而虐兒的罪名亦成立。最初，她在小欖一邊服刑，一邊接受治療，直到康復之後，才會回到大欖監獄。

不同毒品都會引致精神病

一、可卡因：

有明確的證據顯示，濫用可卡因會導致抑鬱症。吸食可卡因的時間愈久，患上抑鬱症和長期腦損傷的風險就會愈高，所以，長期服食可卡因，抑鬱症發生的機會明顯較高。

可卡因會導致大量多巴胺湧進大腦，令人產生快感，但同時會傷害大腦的愉悦犒賞系統（Pleasure Reward System）、神經遞質素（Neurotransmitters）和腦細胞，由於長期服食會使大腦對可卡因的耐受性增加，導致所產生的多巴胺減少。

所以，對可卡因上癮者來説，他們只能吸食愈來愈多的可卡因，以維持相同的快感。當他們停止服用可卡因時，可能會感到嚴重抑鬱、缺乏動力，乃至情緒波動。

最後的結果是，即使他們不停服用可卡因，但他們幾乎沒有或根本沒有得到想要的快感。他們只會被可卡因的不良影響折磨，包括：抑鬱、焦慮和妄想症。

這時候，由於可卡因上癮者的大腦已經受損，無法自然或通過人工刺激產生多巴胺，他們會感到絕望。如果不及時尋求專業治療，自殺的風險將會變得非常高。

（資料提供：https://delamere.com/）

二、大麻

愈來愈多研究顯示，如果持續濫用大麻，尤其從少年期開始的話，會導致某幾種精神病。假若有家人曾經患上精神病，會使濫用大麻者有更高的風險患上精神病。澳洲一項關於十四五歲少年的研究指出，有吸食大麻習慣的人，在成年後患上抑鬱症或焦慮症的機會比普通人高五倍。另外有幾個大型的外國研究亦指出，青少年期使用大麻，會增加日後患上精神分裂症的風險高達五倍之多。

（資料提供：青山醫院精神健康學院）

三、冰毒

冰毒已被證實能破壞神經細胞，所以對腦部的影響最大。即使尚未成癮，短暫濫用冰毒已能導致手震、磨牙、情緒波動、易怒多疑等情況。長期濫用的話，更會令智能減退，工作和學習表現變差。對神經細胞的毒害亦可導致柏金遜症。

濫用冰毒也有機會患上精神病，有研究指出，每五個冰毒成癮的人，就會有一個出現幻覺、妄想、失眠、暴躁、行為失常等症狀，與精神分裂症相似。有部分人的症狀，即使停止濫用冰毒幾個月後也不會消失，對藥物的反應也比普通精神分裂症病人為差。

（資料提供：青山醫院精神健康學院）

CASE 3

為什麼會有人不斷穿梭青山和小欖？——自閉症譜系障礙

日期：二〇二二年五月二十七日（星期五）
地點：尖沙嘴某酒吧

第五波疫情遠去之後，很多人都想約我吃飯，但我都不能一一應約，一來朋友多，二來工作也忙（還要寫這本書！），不過當我接到超過十年沒見的後輩梓欣的電話，我不得不應約。

「醫管局法醫精神科部門上月聘請了我，我名正言順的成為你的後輩了！」梓欣是我十多年前還在政府法醫精神科部門工作時，其中一位實習生。在大學，當學生於醫學院畢業，選了精神科專科修讀，之後就要到不同領域做初級培訓。精神科有許多分支的科目，如「兒童及青少年精神科」、「成人精神科」、「老人精神科」，當然還有我們「法醫精神科」。初級培訓每半年培訓一個科目，讓學生找到自己的興趣和專長，之後就選定一個科目做專業訓練。所以，法醫精神科每半年就會有一至兩位學生來實習，他們未必會覺得法醫精神科適合自己，而我跟他們也只是萍水相逢而已。不過，梓欣卻是少數會回來法醫精神科領域的一位。

我們相約在尖沙嘴的一間酒吧，我來到的時候，她已經一早坐在那裏——我屈指一算，已經十一年沒有見面了，脫下口罩後，幾乎都認不出她來，從前的稚嫩不見了，添了幾分成熟和幹練。

「Dr. Ho ！」「叫我 Robyn 啦，大家平起平坐了！」我們都笑了。坐下來之後，我們互道近況，我也問了一些法醫精神科部門前同事的情況，當然我會謹守專業守則，不談病人和個案，可是她卻突然冒出了這一句：

「有一件事我想特別告訴妳，我第一日上班，第一個個案，妳知道是什麼來的？」

我猜不透她的心思，但我知道我不便追問，便說：「不要談公事啦。」

「不，我不是要透露什麼，只是一個有趣的巧合。我正式上班的第一個病人，竟然和實習時候遇上的第一個病人，是同一人。」

正常來說，那幾年碰到的實習生有數十人，誰會特別記得每位實習的第一個個案？不過，梓欣的第一個個案，我卻印象深刻——深刻得我腦海立即響起「高佬安」的聲音：「我，斬了姊姊，沒什麼，大不了吧？」

這聲音，讓我不寒而慄。

我瞬即回到二〇〇九年，還在法醫精神科部門工作的日子。

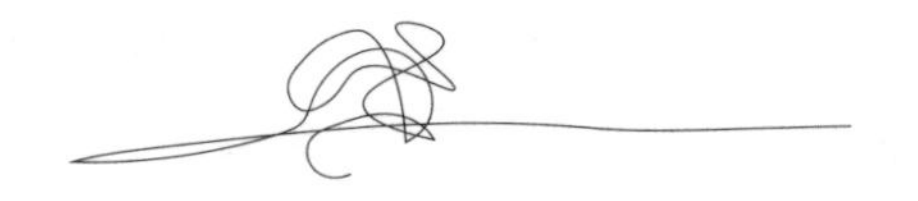

日期：二〇〇九年四月六日（星期一）
地點：小欖精神病治療中心

第一次見「高佬安」的瞬間，確實被他嚇了一跳。他一直在咬自己右手的皮膚，還會嘗試把皮膚扯出來，而且，兩條手臂都有或咬或抓出來的傷痕，被衣服覆蓋的身體是什麼模樣的？很難想像，但單看雙手就讓人感到恐怖。

我和梓欣在他的對面坐下來，我感覺到梓欣坐下來時微微靠後了一點點，我相信她正感到害怕。

「高佬安」並不高。有說，花名「高佬」的都不是真的高人，我又印證了一次。根據資料，他的真名是高安，只有二十歲，雖然身高只有五尺三，不過骨架大、背肌厚，給人一種天生神力的感覺，雖然沒有滿身肌肉，但如果他跟同齡的人打架，一定會給人「大蝦細」的既視感。他梳了平頭裝，臉色黝黑，看上去反而像是一個中年惡漢。

「高佬安」患有自閉症，他在兩年前已經有看精神科的記錄。這次的案件，會否跟他的病有關，這是我需要找出的答案。

坐下來不久，他停止了咬皮膚，但卻用手去抓同一個患處。我不理會他，進入正題：「二〇〇九年三月八日，你斬傷了你的姊姊。可以告訴我當時的情況嗎？」

高佬安沒有停手，他低着頭，口中喃喃不知在說什麼，忽然開口：

「我，斬了姊姊，沒什麼，大不了吧？」

這是他的第一句說話，我感到梓欣打了一個哆嗦。

接下來，不知糾纏了多久，他才說：「那天，姊姊，激怒我。」

自閉症患者的其中一個特徵，就是缺乏語言能力。「高佬安」的情況明顯是嚴重的，他不能完整地說出一句句子。

之後，他又胡言亂語了一番，才突然說多一點點：「我，想，殺死她。很久很久之前，一年前，兩年前。」

雖然他說話「論盡」，但他努力嘗試把感受說出來。可是，他斬姊姊的來龍去脈，我們很難從他口中知道細節。

直到我跟他的姊姊面談。

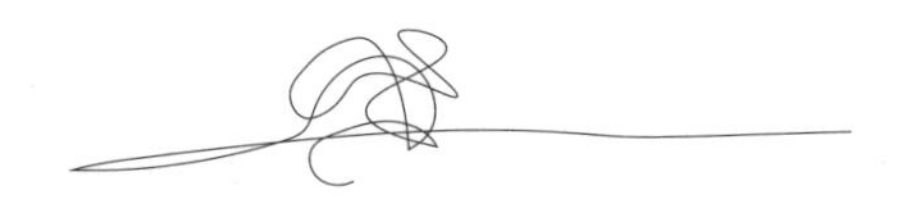

姊姊名叫阿蕾，當日被斬傷了背部和雙手，送院時清醒，留院兩天之後，已經出院。

這一天，阿蕾和高父一起來到小欖，我跟「高佬安」問診之後，阿蕾來到我的辦公室，我跟梓欣一起坐在她的對面。她比「高佬安」高大，國字口面，粗眉大眼，細看之下眉宇間跟其弟有點相似，但她神情比較有自信。

我請她談談案發當日的事情。

「那天是三月八日，也就是三八婦女節嘛，那天早上我還說，今天我跟媽媽是最至高無上的，所以我記得很清楚。」阿蕾說話十分清晰，毫不吞吐。

「阿安在農曆新年之前出院，對，他之前因為精神問題住進醫院。我原本的計劃是，讓他在家過節，讓爸媽開心，然後初四把他送回醫院。可是爸爸不答應，說過兩日再送，兩日後又說他沒什麼事，一星期後再考慮……」阿蕾說着，聳一聳肩：「哪是沒什麼事？他這次回來，多了一種新玩意：糞便。」

「老老實實，他有很多奇怪的問題，令鄰居覺得我們是怪家庭。比如他喜歡脫掉衣服在走廊上奔跑。不過，你裸跑，你不尷尬別人尷尬，那就算了；但你玩糞便，鄰居和家人都要一起忍受呀！」阿蕾說到激動處，按着自己的胸口深呼吸。

「如何玩糞便？他倒玩得好有心思。」阿蕾冷笑了一聲，說：「把糞便塗抹到枱腳、櫈腳等地方。他第一次玩的時候，他偷偷的塗抹，我完全不知道發生了什麼事，只是感到有臭味，但找不到源頭，直到看見枱腳……我記得我『哇』的一聲大叫起來。」

阿蕾又聳一聳肩，擺出一副無奈的表情。半晌才繼續：「案發的那一天，晚上九點左右，大家都吃完飯。爸爸那晚有應酬還未回家，媽媽在睡房中休息，我就坐在梳化上看電視，阿安則進了洗手間。突然，他從洗手間出來，一個箭步衝進了廚房！我立即感到不安，如果他把糞便塗抹在飯餸、鑊剷，那就真的……我都不知如何形容這份不幸。」阿蕾搖一搖頭，續說：「我立即衝入廚房，打算阻止他。他當時背着我，面向着電飯煲，我不知道他想幹什麼，也坦白說我其實沒有見到他身上有任何糞便，但電光火石之間，還是喝他一聲比較穩陣吧。我大聲一喝：『阿安，你在做什麼？』這時候，他突然在刀架拔起一把菜刀，衝過來，一邊大叫『你好惡！你好惡！』就向我斬過來！是真的在斬，毫不留力！我一邊退後，一邊下意識用手抵擋，於是第一刀就斬在我的前臂上，我轉身衝出廚房，他又在我的背部斬了幾刀，我感到很痛、很痛，在大廳上倒下了，剛好媽媽聽到聲音，在睡房走出來，用身體護着我，他才停手。」

阿蕾連珠炮發，愈説愈快，她的記憶十分清楚，交代着每一個細節，可以看出她是一個十分堅強、有韌力的人。

「之後，媽媽見我流了許多血，立即報警。救護車和警車一同來到，送了我和媽媽入醫院，也扣留了阿安。」

「我的背脊，他沒有斬得太深，只是皮外傷。」阿蕾首先指着後背，之後露出她的右臂，説：「右手有一刀就傷了筋骨，也有骨裂，剛剛才拆石膏。媽媽則受驚過度，我出院時，她還未出院。」看到她右手的情況，我慶幸那把菜刀不算鋒利。

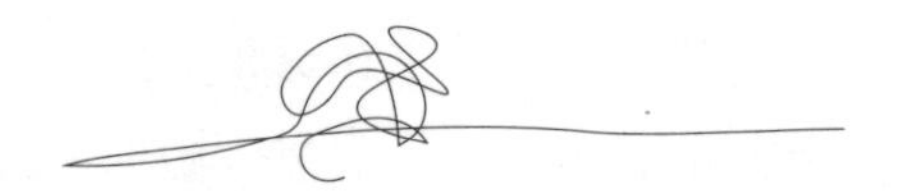

高母雖然已出院，但她不想回想當日的情況，所以我只能跟「高佬安」和阿蕾問診後，立即與高父會面。

由於「高佬安」的語言能力問題，讓問診變得困難和花時間。這時候，高父和阿蕾所提供的資料就會變得更重要，他們會帶來病人更完整的背景。

跟阿蕾的問診一樣，也是我和梓欣一起面對着他。高父跟「高佬安」極有父子相，不同的是，高父的樣子略帶風霜，而且五十四歲的他，散發着一種與年齡不符的疲累。

「阿安一九八九年出世，出世不久我們就知道他患上自閉症了。」高父緩緩的説。「阿安直到兩歲也説不出一句話來，我們夫婦那時都急得慌了。大女兒阿蕾正常成長，這樣比較之下更顯得阿安的成長速度是有問題的。」

「我們去求診，醫生説很大機會是自閉症，以及智力水平低，即IQ低，影響學習能力。醫生説沒辦法，沒有藥可以醫治，勸我們送他進特殊學校，給專業的人士教導，希望在成長過程中可以照顧得好一點。」高父聲音低沉，略帶磁性，但一字一句非常清楚，是一個有條理的人。

「阿安學習進度緩慢，但我們都習慣了，只希望用最大的愛心讓他成長。阿安小學和中學都讀特殊學校，我也不知道是好還是不好。聽説有同學學到一些技能，將來在社會可以找到簡單的工作，但阿安什麼都學不到。」高父搖頭，説：「畢業之後，他就一直留在家中，無所事事。」

「什麼時候覺得阿安有點不尋常？或者這樣說，我覺得他要再看一次醫生，是兩年前的事。阿蕾突然想養貓，領養了一隻回來。貓兒白色，有點棕色和黑色條紋，很可愛的，但貓兒來了不夠一個月，有一天我們發現牠被踢至傷痕纍纍！後來阿安承認，是他自己做的。」

「我問：『為什麼要對貓兒施虐？』他說：『我不喜歡這種顏色的貓。』我說：『不喜歡也不應該打牠呀！』他卻說：『即使殺死了牠，也沒什麼大不了。』」

我點一點頭，高父的說話，也再次反證了「高佬安」沒有同理心這一個徵狀。

「阿蕾因為這件事，對阿安更不滿了。」高父續說：「但她畢竟是姊姊，一心還是想教好他，所以就帶他見精神科醫生。」

「醫生的診斷也是差不多，說是自閉症。但自從他打貓兒後，就開始出現一些奇怪的行為，比如咬和搣自己的皮膚，有時又喜歡亂丟東西，公仔又丟，碗碟又丟，我問他：『為什麼要亂丟東西？』他說：『想丟，很討厭』。」

「看了三次醫生之後，大約二〇〇八年中，醫生寫信把他送到醫院的精神科部門，住了三個月，奇怪的是情況好像變得更差了。記得他回來時，跟我說，要我跟他媽媽離婚，娶媽媽的妹妹，還當着媽媽的面前這樣說，他態度十分認真的，也很堅決，還去幫媽媽執行李，叫她跟妹妹交換居住的地方……」說到這裏，高父也不禁失笑。他續說：「還有，他洗完澡喜歡不穿衣服走出來，還打開大門，走出走廊上，嚇得我和阿蕾立即拉他回來。」

「我覺得情況好像又嚴重了，帶他去看醫生。醫生又叫他入醫院，直到二〇〇九年的新年，我希望新年一家人齊齊整整過年，所以又接了他回家。」

「這次回來之後，更誇張，他玩糞便，在枱腳、櫈腳的地方塗塗抹抹，唉……之後不久就到斬傷阿蕾這一件事了。」

「阿蕾跟阿安的關係嗎？阿蕾比他年長六年，她對阿安有點嚴厲，我說阿安有病，但阿蕾只覺得他不努力，阿蕾常說：『蠢一點點，可以將勤補拙，又不是要他做狀元。』她常常罵阿安，有時我也覺得罵得過分，阿安會不會在心底很討厭她呢？我有這個想法，不過沒好好的想下去。」

高父說着，搖頭嘆息了一聲：「如果我有好好處理他們的關係，就不會發生這件事了，不是嗎？」

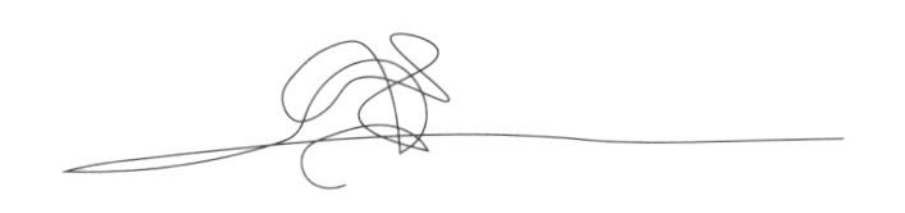

日期：二〇〇九年四月六日（星期一）
地點：小欖精神病治療中心

「我看資料，『高佬安』從小就有自閉症，剛才好像看得出徵狀來。」問診之後，梓欣對着我説：「他説『我是斬了家姊幾刀，那又怎樣？』的時候，我感到他很可怕。」梓欣説。

「沒錯。更可怕的是，他説這話時的語氣，一副滿不在乎的樣子。」我説：「這就是自閉症的其中一個特徵：缺乏同理心。他打傷了人，別人的臉上有痛苦的表情，但他並不會因此而感到痛苦，他沒有那一種情緒。」

「所以才能這樣説話。」梓欣説着，雙手交疊胸前，我明白她由心中發出來的寒意。

「如無意外，他之後會在小欖住上一段時間，要看看情況的發展。這個病並沒有治本的藥，無人能夠保證他的行為不會延續下去。」我跟梓欣説，有點擔心這樣的情況。

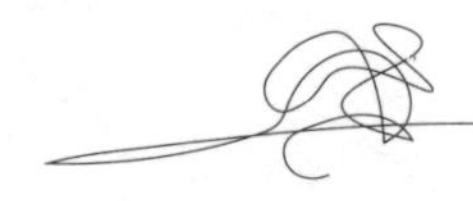

日期：二〇〇九年七月二十日（星期一）
地點：區域法院、青山醫院

三個月後，「高佬安」因為斬傷了阿蕾，被判入獄一年，在小欖服刑。最初，他與其他囚友住在一起，但不足三天，他就被安排住進特別隔離病房。

「這個『高佬安』，三更半夜喜歡大叫，又愛亂説話，突然説要跟阿強（小欖職員）結拜兄弟，奇奇怪怪的……但最大的問題是，喜歡玩糞便。大便完畢，會把自己的糞便藏起來，這裏抹一些，那裏抹一些，直到阿其（小欖職員）感到有臭味才發覺！最初不知道是誰做的，檢查一下，他雙手都是糞便，還抹在阿其的衣服上……」小欖另一位職員阿中跟我説：「第一天阿其當值，第二天輪到我，他又再一次玩糞便，這次他大便完過後我就發覺了他把糞便藏在身上。之後我們都決定，把他放進特別隔離病房。」

小欖的特別隔離病房，我們稱為 Padded Cell，牆壁都由軟墊組成，專門給一些有自殺傾向的病人使用，讓他們不能「撞牆」。但有時也會讓一些必須與其他院友隔離的病人用。可是，我們能夠關着「高佬安」，卻不能阻止他去大便。

「即使關進特別隔離病房，他還是會玩糞便呀！」一個星期後，我到小欖，這次由阿其告訴我他的情況：「他一整間房都是糞便，我們也打掃不了，抹完還是有污迹，唯有當成是他的專用房間。」

阿其還告訴我，「高佬安」有咬和搣自己皮膚的習慣，這個在之前的問診中都知道了，也看得到。不過在小欖，他傷害自己的情況愈來愈嚴重，雙手的傷口有增無減……

「而且，他不只咬自己，還搣我們的軟墊！」

「軟墊這種高彈性橡膠也可以搣下來的嗎？」我真的有點好奇。

「可能他長期一個人關在病房，有充足的時間，又有鐵柱磨成針的毅力吧。」阿其笑說。

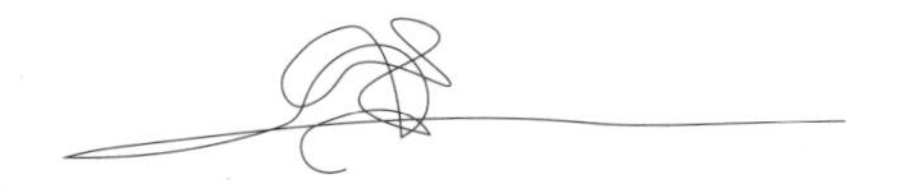

梓欣的實習生涯只有半年，所以之後有關「高佬安」發生的情況，她是完全不知情的。

一年之後，「高佬安」刑滿出獄，離開小欖。但因為他的自閉症問題，我們判斷他仍然未能夠回到社會，所以通知他的家人，我們會把他轉到青山醫院，繼續接受治療。

意料之內，他在小欖的行為，包括玩糞便、咬自己、打人、周圍擲東西和亂說話等，這些都在青山醫院延續下去。有病人在他進院的第一天笑說：「『高佬安』玩轉青山！」這說法也真的不算誇張了。但即使如此，青山醫院的職員還是花了很大的力氣去照顧他。

青山醫院和小欖不同，它不是一所監獄，院友在院中有一定的自由。醫院也會舉辦不同的活動，讓院友的身心都放鬆一下，此外亦會有不同的治療——所以，對「高佬安」來說，比小欖「好玩」得多。

由於他沒有很強烈的情緒，所以一般例如把他縛在牀上之類的應對方法對他無效，院友遠遠望到他，已經退避三舍；職員有時因為治療關係要面對他，也是有口難言。

這一天，他激怒了職員阿三。

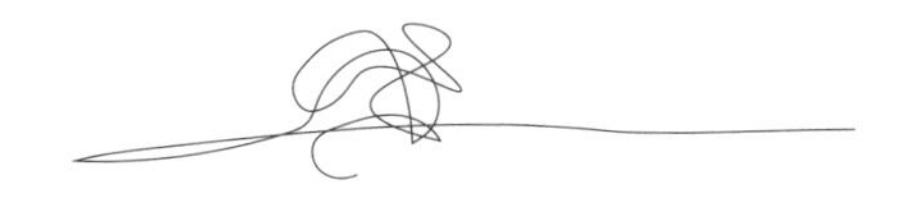

日期：二〇一〇年八月十一日（星期三）
地點：青山醫院

「高佬安」幾乎每次大便，都有三個職員站在門外看守着。門沒有關上，青山醫院在個別的情況下，會因為治療的需要而暫時犧牲病人的私隱，「高佬安」喜歡玩糞便，自然很難讓他單獨關在廁所內。

「高佬安」對玩糞便樂此不疲，因為重覆性的行為和興趣，本身就是自閉症的徵狀。

這一次，他方便完之後，一手伸進馬桶，拿起排泄物就往前一擲！職員阿三不防有此一着，被糞便擲中臉部！

幸好「高佬安」這次的糞便是固體的……

阿三下意識的抹一抹臉，然後衝上前，指着「高佬安」罵道：「糞便有什麼好玩的？你……你……雙手攤出來！」阿三一邊説，一邊指着「高佬安」的鼻子。

但這個時候，「高佬安」望着阿三的手指，冷不防一口咬了過去，而且用盡全身的力量，不肯鬆口……

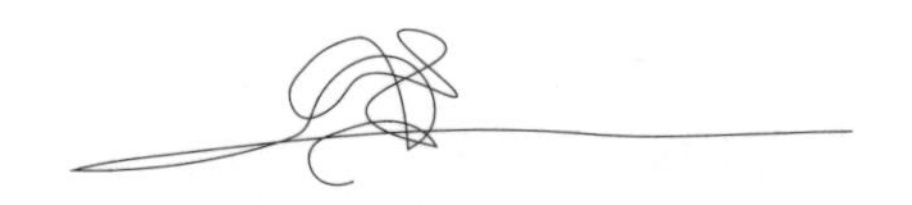

「高佬安」因為咬斷了職員的手指，被控傷人，即日還押到小欖來。那天我剛好值班，所以知道他又到了小欖。

在小欖的 Padded Cell 都駕馭不了的一個病人，回到青山醫院只會讓問題變得更糟。

之後的一個月，我又要在小欖向「高佬安」問診，當然可以省下問他的背景部分，只集中問他咬職員手指的心路歷程。

「手指，嘴唇邊，想咬。想他死，大力，大力。」「高佬安」說這話時，一樣的平靜、冷漠和事不關己。

接下來，可以長話短說。「高佬安」傷人罪成再入小欖，服刑完畢之後回到青山醫院，不出一星期又犯案，這次是拳打一個病人，據他自己所說，是因為那個人笑他矮，他感到憤怒，所以一拳打倒那人躺在地上，然後還補了幾腳。

二〇一二年，我離開法醫精神科部門，「高佬安」這個案我轉交同事瑋琪跟進。

瑋琪當時有點感嘆：「唉，不知道他在小欖和青山醫院之間，會來來回回多少次？」

當時我也很好奇，畢竟，對他而言，暫時還沒有百分百有效的藥物。

想不到，來到二〇二二年，梓欣的一句話讓我知道，他仍然走在相同的軌迹上。

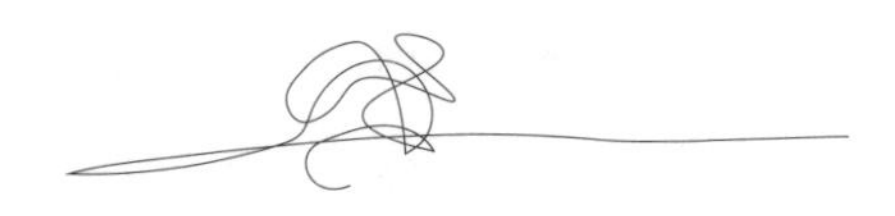

日期：二〇二二年五月二十七日（星期五）
地點：尖沙嘴某酒吧

這個晚上，我跟梓欣在酒吧中無所不談，她說到她的理想，我分享自己的經驗，但我們沒有再談過「高佬安」。不過在我心底裏，清楚知道梓欣將會面對什麼情況，因為我也曾經經歷過。

「高佬安」所患的病，是沒有治本的藥，他回到青山醫院，很大機會再次弄傷職員、病人，然後要入小欖的單人病房，刑期屆滿之後又回到青山，不斷循環。

也許，長期把他留在小欖，是最佳的選擇，但小欖畢竟是監獄，會有刑期的考慮，他雖然不斷犯罪，但最嚴重的都是傷人，並不足以判處永遠留在小欖。

說回自閉症譜系障礙（為了行文方便，上文一直簡稱為「自閉症」），雖然沒有根治的藥，但很多患者的病情都不算嚴重，心理治療會對他們有幫助。如果有些人有情緒或行為上的問題，我們就可能會用藥，希望幫助他控制。但「高佬安」是一個例外，因為他的 IQ 不高，接收和學習的能力弱，心理專家的努力只會事倍功半。在自閉症

病人來說，他是我所見過最最最嚴重的一位。今天知道，時隔多年的他仍然沒有好轉，心也有點戚戚然。

還望醫學進步，能令他有重生的機會，畢竟人生只有一次。

自閉症譜系障礙（Autism Spectrum Disorder, ASD）

DSM-5把自閉症人士的特徵綜合為兩個，包括：社交溝通和人際關係障礙，以及重複、狹隘及刻板的興趣和行為。在新定義下，自閉症（Autistic Disorder）、亞氏保加症（Asperger's Syndrome）、廣泛性發展障礙非特定型（Pervasive Developmental Disorder Not Otherwise Specified）和兒童崩解症（Childhood Disintegrative Disorder）等一併統稱為「自閉症譜系障礙」（Autism Spectrum Disorder）。

一、社交溝通和人際關係障礙（必須符合下列全部三項）

- 欠缺社交及情感的交流，無法正常一來一往的跟人對話交談，興趣、情緒或情感的分享不足，以及無法開啟或回應社交互動。
- 欠缺非口語的社交溝通行為，不能整合語言和非語言的溝通，包括眼神接觸、肢體語言、手勢運用，都難以理解，以及完全缺乏臉部表情。
- 對於發展和維繫社交關係有障礙，比如交友困難、對同儕沒有興趣，以及不懂因應不同社會情境而調整行為。

二、重複、狹隘及刻板的興趣和行為（必須符合最少兩項）

- 刻板、重複的行為和動作，比如喜歡排列玩具、模仿別人說話、會說奇怪的詞語等。

- 偏執於常規或過分抗拒變化，比如：對於微小的變化會感到極度困擾、面對情境轉換感到調節困難、僵化的思考模式、問候／打招呼儀式化、每天走固定路徑、吃相同的食物。

- 興趣也變得狹隘和執著，也會強烈依戀不尋常的物件，以及過度侷限或堅持自己的興趣。

- 對感官刺激及反應過度或不足，或對感官環境有異常興趣，比如對疼痛、溫度的反應明顯過敏或淡漠、對特定的聲音或材質感到不適、過度喜歡聞嗅或觸摸某些物件、喜歡光線或動作這些視覺刺激等。

以上症狀必須在早期發展階段出現，徵狀必須影響社交、工作，而以上困擾並不能純粹以智力不足或成長發展遲緩去解釋。

當病人的社交溝通能力低於一般水平，就可以做出智能不足與自閉症譜系障礙共病的診斷。

CASE 4

患病使人性格大變？——認知障礙與減責神志失常

日期：二〇〇九年十一月十八日（星期三）
地點：九龍某私家護老院

「你信我啦，是文伯，真的是文伯把我的錢偷光的。」健伯說這話時，雙目炯炯有神，堅定不移。

這裏是一家私家護老院，說話的是七十二歲的健伯，他入住這護老院一年多，住在雙人房。胖胖的身軀正在減重中，因為一百九十磅的他，有糖尿病、高血壓，最麻煩的，是有失智症（注：二〇一三年，DSM-5 已把失智症改為認知障礙症，本案發生於二〇〇九年，因此保留當時「失智症」的說法）。今天，他的兒子阿威來探望他，而他正跟兒子投訴，同房的文伯把他的錢都偷光了。

「怎會？文伯一直坐在那兒，一動也不動呀。」阿威用手指指向文伯，文伯一個人坐在自己牀邊的椅子上。八十四歲的他，有嚴重的失智症，基本上不會跟人溝通，每天早上護士都會前來，扶他起牀，坐在椅子上，然後開電視給他看，午飯過後便用輪椅推他到後園，讓他曬曬太陽吹吹風。

「你不要看他坐在那兒。」健伯一臉認真的盯着文伯，一邊煞有介事的說：「他是神偷來的，你以為他沒有什麼動靜，他會在你不為意的時候，就把你的錢給偷走了。很難防，防不勝防。」

健伯當然也是失智症。他總會固執地認為一些沒有發生過的事曾經發生了，並用加倍堅定的語氣，希望能讓對方相信他。

「知道，是文伯偷的，我替你取回來。」阿威見自己拗不過他，就用自以為聰明的方法。然後他站了起來。

「你去哪兒？」健伯問道。

「文伯把偷來的錢，放進洗手間的水槽，我替你拿回來。」阿威笑着說，然後走出房間。他真的去了洗手間，但只是去小便，不是拿錢——況且水槽內根本沒有錢。他打算順着老爸的「故事」，把他被「偷」的錢拿回來。

豈料，還未回到房間，阿威就聽到父親的怒吼：「文伯，我已經警告過你很多次，你連我在枕頭底的錢都偷？你有沒有人性的，那是我的棺材本！」

阿威三步夾兩步走進房間，只見健伯站了起來，手裏還拿着水樽，用水樽指着鄰牀的文伯。阿威急忙扶着老爸，在他的背部拍了幾下，乘機奪走水樽。

「阿威，你來了嗎？很久沒見呀！」阿威以為解決了一件危險的事件，冷不防健伯這一問，他意識到老爸的失智症好像又再嚴重了。

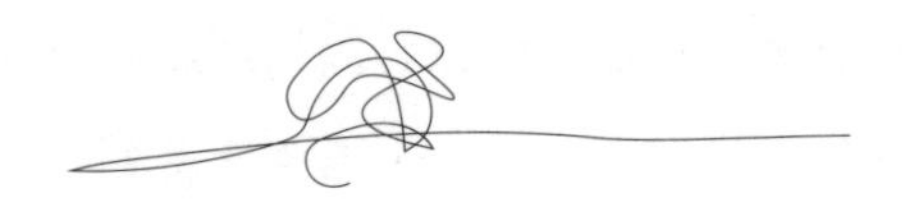

「黃姑娘，我爸爸近來的記性問題比之前更嚴重了嗎？」健伯吃完午飯，就會午睡。這時候，阿威跑去跟看護姑娘了解情況。

健伯雖然因為失智症而有記憶力的問題，但如這次瞬即忘記阿威已經來到護老院，卻是第一次，這着實讓阿威十分驚訝。

「對，這兩個星期開始的確嚴重了，明明吃了午飯，卻又嚷着沒吃；明明做了運動，又説沒有做過。而且會叫錯我們姑娘的名字。」

阿威聽着，點頭。

「此外，近月的幻想故事也明顯增多了，不再只是有車在外邊等着他。」黃姑娘笑説：「有一天，他説他爸爸剛剛來過，送了月餅給他，問我要月餅。」

「我爺爺？他死了幾十年了，真不吉利呀。」阿威表面上輕鬆不在乎，但內心一直在盤算着。

「這幾天，就一直說藏在櫃桶的錢不見了。最初只是說不見了錢，還能仔細的說五張一千元、四張五百元之類。後來就變成指控文伯偷他的錢。你知道，文伯根本行動不便，怎能偷他的錢？」

「況且他身上根本沒有錢呀。」阿威說。其實，健伯一日三餐都由護老院照顧，所以阿威更不會放現金在他身上。不過，他着眼的地方不是這一個。他續說：「如果他的失智症真的嚴重了，那怎麼辦？需要換藥或者加重藥物的分量嗎？」

「這個要等主診醫生來看看才知道，你等我一下……」黃姑娘立即揭開手邊的日誌，然後說：「關醫生下星期一會來，到時候我把情況告訴他。」

「好，或者我也會過來，當面問關醫生會好一些。」阿威說着，就跟黃姑娘道別。他再望一眼已睡了的父親，只見他嘴巴張得大大的，難道正在夢中吃東西？

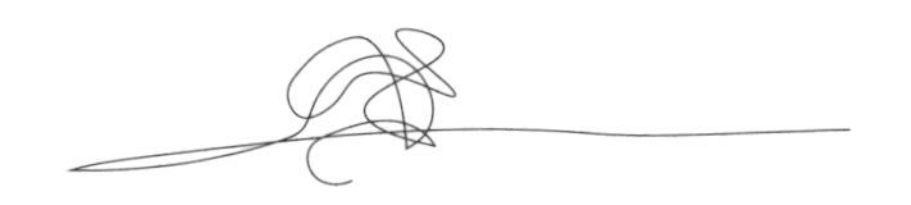

日期：二〇〇九年十一月十九日（星期四）
地點：九龍某私家護老院

「文伯你又來偷我的錢了！」這天早上吃過早餐後，大概十點半，健伯又指着文伯來罵。

黃姑娘立即走進房間安撫健伯。

「健伯，還記得下星期要參加硬地滾球賽嗎？上次你拿了冠軍呀，冠軍是否很叻？」健伯聽見有人讚他，嘴角不其然的上揚，但他口中卻仍在說：「他偷了我錢……」

「健伯，我們去練習硬地滾球好不好？」黃姑娘也跟阿威同一副心思，想轉移健伯的視線，也給他一些任務，讓他身心都能專注在別的地方。

「好呀，練習。」健伯笑了，說：「還未贏過獎盃，去贏一個回來！」黃姑娘發現，健伯已經忘記了曾經拿過冠軍這回事，即使她剛才已提醒過他。

「好，那你好好坐着，我拿運動衣服給你替換。」黃姑娘站起來，眼尾瞥到文伯，她突然想，是否應該找人來用輪椅推文伯到外面呢？但這念頭一瞬即逝，因為六人房那邊的一個院友小豪大聲跟她說：「嗨，小小黃姑娘，過來呀！」

黃姑娘知道，她一定要先去應付小豪，否則被他纏上了，就只能整天照顧他。小豪不小了，六十七歲，在護老院中，他什麼人都不理會，只會跟黃姑娘說話。黃姑娘心裏不十分喜歡他，但環顧整家護老院，小豪只聽她的話，所以她也只能拿出專業。

後來，黃姑娘想，如果不是被小豪叫了過去，或許可以避開悲劇的發生……

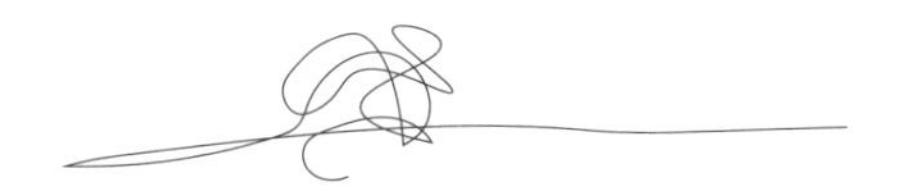

黃姑娘離開房間之後，健伯一直望着文伯，一臉氣惱。

「你為什麼總是要偷我的錢？為什麼？為什麼？」健伯怒髮衝冠的指着文伯，但文伯就只是坐在那裏看電視，還看得嘻嘻笑。

健伯拿起手邊的水樽，大步走了過去，擋在文伯與電視之間。可是，文伯卻仍然沒有理他。

健伯憤怒起來，拿起水樽，向文伯的頭打過去！一下、兩下、三下……

「哇！」文伯慘叫一聲，但卻不懂用手擋着健伯的攻擊。

「站起來，一起說個清楚明白！」健伯把水樽拋落地下，然後雙手抓着文伯的手，用力的拉他起身，文伯整個人被迫站了起來，但他雙腳沒有支撐身體的力量，健伯也不懂得如何使用那力度，結果就變成把文伯扯起來然後摔在地上！

「咚」的一聲，文伯頭部着地，血從他的額頭流出來。

「哇！」這時候，黃姑娘剛好拿着健伯的運動衣服回來，看到文伯倒地的一幕。

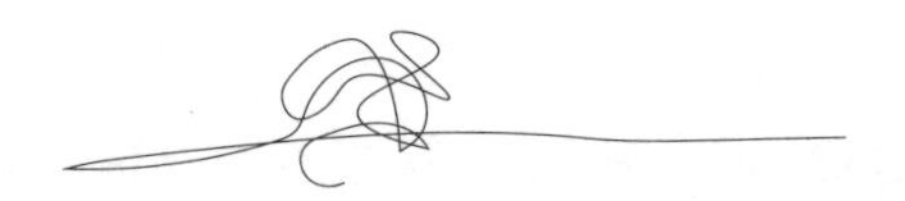

文伯倒地後立即昏迷，護老院立即呼叫救護車。經救護員初步檢查，文伯腦部受到震盪昏迷，加上年紀也大了，所以情況並不樂觀。

另一邊廂，警察以傷人罪扣留健伯，但見他語無倫次的，加上黃姑娘的口供，警方決定立即送他到小欖還押。

阿威接到黃姑娘的通知，立即到警署了解情況，可是當他到達之時，健伯已被送到小欖。

文伯昏迷了三日，最終不治逝世。

而仍然還押在小欖的健伯，控罪由傷人變成了謀殺。

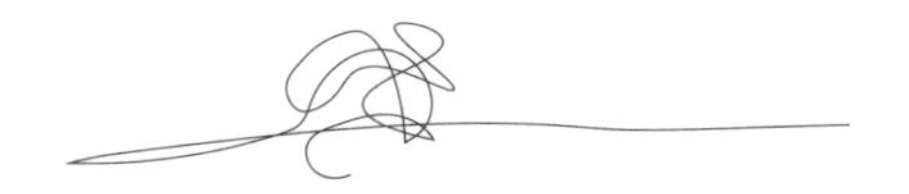

日期：二〇〇九年十一月二十七日（星期五）
地點：小欖精神病治療中心

「院長今早來跟我說，我可以出院了。」當我走進小欖精神病治療中心問診的房間，已經坐在那裏的健伯，就喜孜孜的這樣對我說。

「噢，是嗎？」我也笑着回應。他可能感到我回應得正面，同樣也笑了一下。

「那麼，你可以告訴我，你為什麼會打文伯？」

「我沒有打他，是他偷我的錢！」健伯說得斬釘截鐵。

「你不是用水樽打他嗎？」

健伯努力回想，然後說：「沒有。」

既然如此，我轉一轉話題：「你怎麼知道他偷了你的錢？」

「除了他還能有誰？他有這個能力，他是神偷！」健伯想了一想，然後補充道：「是怪盜羅賓漢前晚告訴我的。」

之後，我問了他一些早期的生活情況，比如父母是誰、兒子的名字、什麼時候結婚、之前在什麼公司工作等等，這些他大概都記得清楚；但近期的記憶則非常模糊，除了不記得襲擊文伯一事外，也不記得兒子阿威曾經到護老院探望他，至於為什麼會來到小欖，他也說不知道。

對近期的記憶模糊、即使給予提示都聯想不了答案、有妄想等等，都是失智症的徵狀。但失智症也有不同的類別和程度之別。為了更準確識別他的病，我給他做了一些測驗，評估他的情況。

結果的分析，稍後再談。

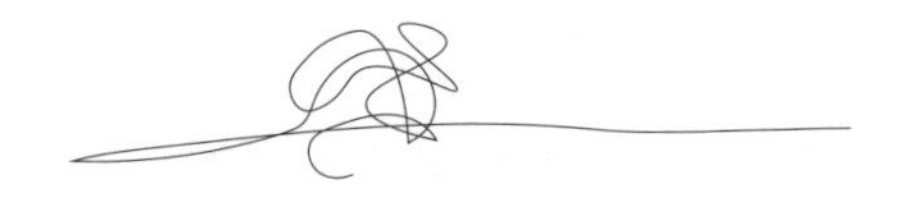

健伯已經不能自理，要知道他的病史，只能找他的兒子阿威，就在同一天，他來到小欖跟我談談。

「現在這個是爸爸 2.0。」阿威苦笑，說：「他十年前中了風，之後整個人的性格都變了。」

「以前那個爸爸，沒什麼脾氣，老好人一個，説話陰聲細氣，又有點怕事。他做會計的，所以工作壓力很大。他的老闆脾氣不好啦，喜歡罵人。由他五十五歲開始，我就叫他辭職，他又不肯，他喜歡工作，又不願意離開熟悉的地方。」阿威回憶的時候，嘴邊總是掛着微笑。

「在他六十二歲的那年，即十年前，有一天媽媽突然告訴我，爸爸他提早下班，還在家煮飯。我覺得他怪怪的，但當時沒想過什麼。當我回家之後，有點吃驚，因為爸爸説話有點口吃。『我…我…我…煮了魚……魚…』。」阿威口吃的扮着，我才發現他們兩父子的聲音有點像。他續説：「我覺得他有點不妥，整個人都震震的，我叫他坐下來，他一直『標』冷汗，舌頭也伸了出來。我立即叫救護車，送他到醫院，證實他中了風。」

「我覺得他中風，是跟工作壓力有關啦。聽他説，當日他因為做錯事，給老闆大罵一頓，但罵完之後，老闆卻叫他立即回家。唉，我懷疑他的老闆發現他身體有點不妥……」阿威搖頭説：「算了，他叫爸爸回家休息也不是什麼壞心腸，只是如果當時及早送院，會否更好？」

我明白阿威的無奈，中風，必須把握剛中風後的黃金三小時。

「爸爸中風之後，除了説話有點口吃，好像沒有其他情況。比如有些人半身不遂之類，他沒有。我還以為他走運了，豈料事情發展跟我想像的不一樣。一個月之後，他在家突然暈倒了，又住進醫院，在醫院的第三天，他突然又再中風！在一個半月內，他中風了三次⋯⋯」

「醫生拿了一張 X 光片給我們看，解釋爸爸的情況。他是腦中風，意思是腦部因為缺血，所以有一大片部位失去了功能，至於失去了什麼功能，就要看他之後在生活上有什麼改變。」

聽到這裏，我就知道，健伯的失智症，是因為腦缺血中風而引致的。

「結果，不是生活上有什麼改變，而是爸爸整個人都變了。」阿威又笑了，我發覺說到傷心的地方，阿威都是笑着的，相信這是他撐過生活的一種態度。「最明顯的是，脾氣變得暴躁起來。又或者可說為，是他的喜怒哀樂都極端起來。他最開心是聽我說笑話，那些小學生才會笑的笑話，他會哈哈大笑，好開心的。但發怒的時候可是像獅吼一樣的嚇人。」

然而，阿威嘆了一口氣，說：「他從前不是這樣的。」

「之後的日子，爸爸一直是由媽媽照料，我也聘請了一個工人幫輕她。我自己經常要到內地或新加坡出差，沒有時間照顧他們。」阿威攤一攤手。

「另一方面，媽媽也很辛苦。像是換了一個丈夫一樣呀，脾氣、習性都不同了。以往爸爸懂做飯，又願意去洗碗，現在卻什麼都不肯做。勤力的他，變得懶惰起來。另一方面，他在中風初期，自理能力也出了問題，比如不懂扣鈕扣、綁鞋帶，這些經過職業訓練之後都好轉起來，但有一些功能是完全沒有回復，比如洗澡，他總是記不起步驟，記性也不太好。」

阿威喝了一口水，然後續說：「我想大約是三四年之後，爸爸開始會說一些奇怪的話。有一天，他突然穿上襪子，然後說中學同學在酒樓等他吃飯，哪位同學去、哪位跟太太一起去，都說得跟真的一樣！但我們知道，哪有中學同學跟他約過？結果吵了老半天，因為晚飯煮好了就不了了之。接下來，有更多類似的情況，有時會說他買了一架車，想請我一起遊車河；有時又會說，他買了屋，要去收樓。哈哈！」阿威又笑了起來。

「最初我們都會努力讓他清醒過來，後來知道這其實是因為腦部血管的問題所引致的徵狀，所以都會用轉移視線的方法，這方法一直都是有效的。反正就是找一個治標之法吧。」

以上這些都是嚴重失智症的病徵。或者我在這裏可以談一談，作為照顧者，其實比病人更需要社會的重視和關懷。我有不少抑鬱症的病人是失智症患者的照顧者，他們每日二十四小時照顧一個不按牌理出牌又不聽話的人，壓力之大，可想而知。

最後，阿威說：「媽媽在一年半前逝世。雖然不能說始料不及，始終媽媽年紀比爸爸還大一年，但也打亂了我一向的生活節奏。我經常出差，不可能像媽媽一樣整天都照顧他，而工人也沒有能力單獨照顧他，所以我在最後一步才會想到護老院。」

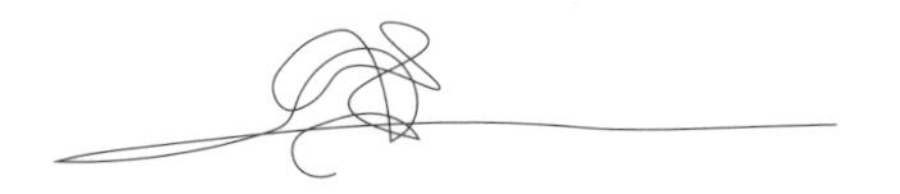

日期：二〇〇九年十一月三十日（星期一）
地點：小欖精神病治療中心

健伯入住護老院後的情況，我在三日後找了護老院的黃姑娘來說明。

「我們護老院有幾個選擇，從單人房、二人房、六人房到八人房都有，價錢當然不一樣。最初健伯的家人想要單人房，但當時我們的單人房都滿了，只有二人房有牀位。」黃姑娘說得像是一個護老院介紹員一樣。

「健伯的同房，就是死者文伯。我們最初與健伯見面時，覺得他太活躍了，如果找一個同樣活潑的同房，應該會不斷吵架，所以我們判斷，他跟文伯同房是好的選擇。文伯的失智症十分嚴重，但他是偏靜寂的一類，不會跟人溝通，基本上無論健伯做什麼，文伯都不會有反應。我們以為二人不會有衝突，卻想不到會發生這種事……」智者千慮，必有一失。我明白黃姑娘的尷尬。那麼，健伯是否一直有暴力傾向？

「健伯雖然脾氣十分暴躁，但他從來都只會打開嗓門罵人。」黃姑娘想一想，又說：「有時候職員會跟他角力，因為他有妄想，常常說有一架車在門口接他，要離開護老院，他就用他接近二百磅的身軀走出房門，我們兩三個職員一起跟他鬥力。在他被制服之前，眼神和肢體語言都很兇的，但我不知道這算不算暴力傾向，因為他不會主動去打人。」

接下來，我問她關於事發經過，大致跟警方的口供差不多。其實沒有人真正看到健伯行兇，但從水樽的指紋、文伯的傷口以及環境證供已經足夠入罪。

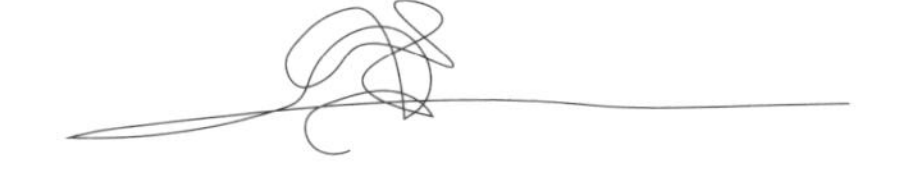

病情評估

綜合健伯的評估，以及阿威和黃姑娘提供的資料，健伯患的是失智症，現在稱為「嚴重認知障礙症」。二〇一三年，DSM-5 把失智症（Dementia）更改為認知障礙症（Neurocognitive Disorders, NCDs）。再細分為嚴重認知障礙症（Major Neurocognitive Disorder, major NCD），即是原來的失智症；以及輕型認知障礙症（Mild

Neurocognitive Disorder, mild NCD），即以往的輕度認知障礙（Mild Cognitive Impairment, MCI）。順帶一提，Major 與 Mild 最主要的差別，在於認知功能下降程度有否影響日常生活功能。

而 DSM-5 亦根據認知障礙症的發病原因，分為十二項，其中一項就是血管性認知障礙（Major or Mild Vascular Neurocognitive Disorder），意指由於血管問題，導致的認知障礙。在阿威提供的資訊，也有客觀的 X 光記錄，可以肯定健伯在十年前就患了血管性認知障礙，而妄想和幻覺，比起嚴重的記憶問題，更是他的血管性認知障礙的主要徵狀。

除此之外，我注意到健伯近兩星期除了妄想這個病徵嚴重了之外，他的記憶問題也變得更嚴重了，即使給予足夠的提示，還是記不起來。所以我評估，他除了有血管性認知障礙，還有阿茲海默症導致的認知障礙（Major or Mild Neurocognitive Disorder Due to Alzheimer's Disease）。

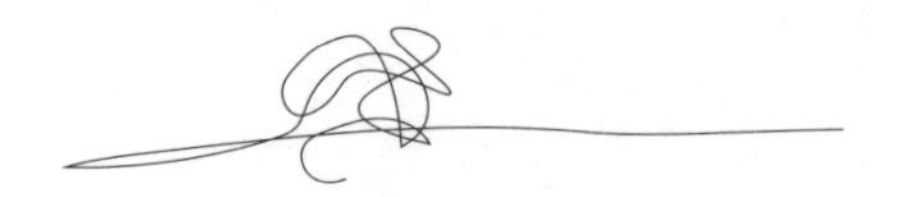

減責神志失常

最後，健伯謀殺罪成立，但因為「減責神志失常」條例，任何被控謀殺罪的犯人，如果證實是因為精神病發才殺人，會自動改判誤殺罪，兼且會被判入小欖精神病治療中心，除了囚禁，還要治療。

這時候，我的角色，是需要考慮健伯的刑期，給法庭作為參考。

由於失智症是無法醫治的，所以在治療上也無法為他做什麼。可是如果在某個年期之後釋放他，送他回護老院，我們並不能肯定，當他再受刺激，會不會再次殺人。因此我們建議他無限期住在小欖。

這叫做「無限期入院令」。

最後，法庭接納了我的報告。二〇一〇年十月，健伯被判「無限期入院令」，需要終身居住在小欖精神病治療中心。

不過，健伯在小欖住了約兩年後，二〇一二年九月二十九日，就因病去世。

那天下班，我在小欖外面碰到阿威。

「何醫生您好，我剛剛替爸爸辦理一些手續。」

「節哀順變。」我說。

「有心。其實對爸爸來說，晚年住在護老院跟住在小欖並沒有分別，甚至小欖的醫療照顧可能會更好。」阿威又笑了：「如果是以前的爸爸，會為自己能為做過的事負責而高興吧。從前的他，可是一隻螞蟻一隻蚊子都不會踩死打死的人呢，怎知道晚年會殺人？失智症把一個人的心智都帶走了，我一早知道，我熟悉的爸爸在中風的一刻，就已經離開了。」

帶着一點無奈，阿威獨個兒上了巴士。

醫學界一直在努力找尋治療認知障礙的藥物。這個病也讓我知道，如果沒有健康的身體，無論是生理上還是精神上，即使長命百歲，也不一定是好事。

「減責神志失常」（Diminished Responsibility）

根據香港法律《殺人罪行條例》「受減責神志失常影響的人」的第一點，「凡任何人在殺死或參與殺死他人時屬神志失常（不論是由心智發育停頓或遲緩，或與生俱來的因素，或疾病或受傷所引起的），而其程度足以使其對殺人或參與殺人時的作為及不作為的意識責任大為減輕，則該人不得被裁定犯謀殺罪。」；第三點，「任何人若非因本條規定原可被裁定犯謀殺罪（不論作為主犯或從犯），則可轉而被裁定犯誤殺罪」。

意思是，一宗謀殺案，只要證明疑犯行兇時是處於患有精神病的狀態，謀殺罪就自動變成誤殺罪。必須強調，此例只適用於謀殺案。

不過，不是所有患精神病的人殺了人，都可以引用「減責神志失常」這條例。如果精神病患者行兇時，並沒有處於患病的狀態，一樣會被判謀殺罪的。判決的重點是犯案的一刻，如果疑犯因為情緒大受影響、思維離開正常狀態，即使案發前、案發後沒有患病，也算是行兇時處於患精神病狀態，就會因為「減責神志失常」，不能被判謀殺罪。

認知障礙症
（Major Neurocognitive Disorder）

DSM-5診斷準則

一、一項或多項認知範疇表現顯著下降，包括整體注意力（complex attention）、執行功能（executive function）、學習能力（learning）、記憶力（memory）、語言功能（language）、知覺動作功能（perceptual-motor）或社會人際認知（social cognition）。（特別要注意的是，記憶力不再是診斷的必要條件。）根據以下兩者提供的證據：

- 由病人、了解病情的資訊提供者或臨牀專家提供證據；
- 根據正式的神經認知評估檢測，及相對等的臨牀評估。

二、認知缺損影響到日常生活的獨立（如日常操作複雜工具需要協助，例如付帳單或是吃藥）。

三、認知缺損非只出現於譫妄情境。

四、認知缺損無法以另一精神疾病作更好的解釋（例如抑鬱症、思覺失調症）。

最後，DSM-5增訂認知障礙症的十二項疾病診斷：

一、阿茲海默症導致的重度或輕度認知障礙（Major or Mild Neurocognitive Disorder Due to Alzheimer's Disease）

二、重度或輕度額顳葉認知障礙（Major or Mild Frontotemporal Neurocognitive Disorder）

三、路易體重度或輕度認知障礙（Major or Mild Neurocognitive Disorder With Lewy Bodies）

四、重度或輕度血管認知障礙（Major or Mild Vascular Neurocognitive Disorder）

五、外傷性腦損傷導致的重度或輕度認知障礙（Major or Mild Neurocognitive Disorder Due to Traumatic Brain Injury）

六、物質／藥物引起的重度或輕度認知障礙（Substance/Medication-Induced Major or Mild Neurocognitive Disorder）

七、HIV感染引起的重度或輕度認知障礙（Major or Mild Neurocognitive Disorder Due to HIV Infection）

八、由朊病毒病引起的嚴重或輕度認知障礙（Major or Mild Neurocognitive Disorder Due to Prion Disease）

九、柏金遜病導致的重度或輕度認知障礙（Major or Mild Neurocognitive Disorder Due to Parkinson's Disease）

十、亨廷頓病引起的重度或輕度認知障礙（Major or Mild Neurocognitive Disorder Due to Huntington's Disease）

十一、由於另一種疾病導致的嚴重或輕度認知障礙（Major or Mild Neurocognitive Disorder Due to Another Medical Condition）

十二、多種病因導致的重度或輕度認知障礙（Major or Mild Neurocognitive Disorder Due to Multiple Etiologies）

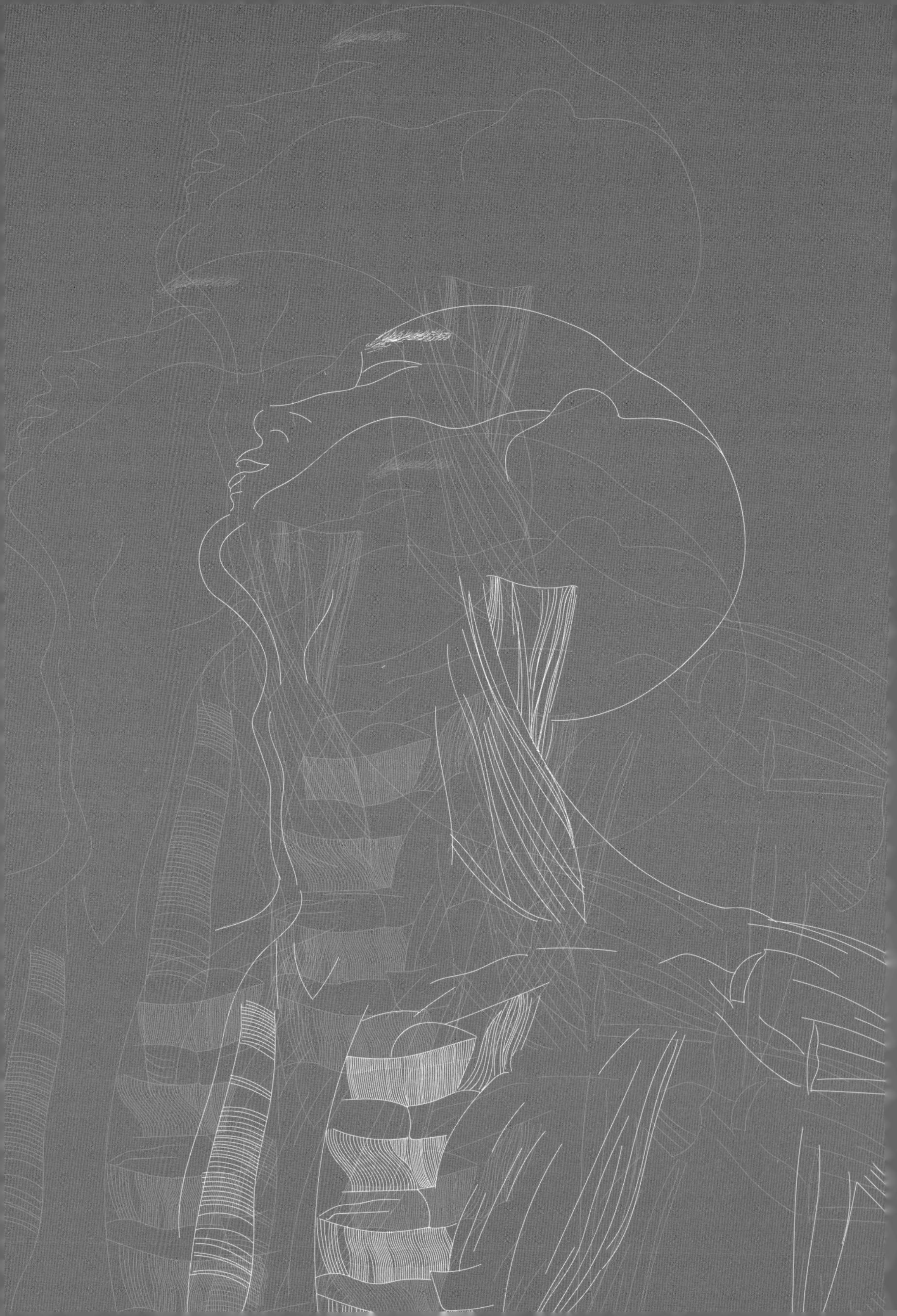

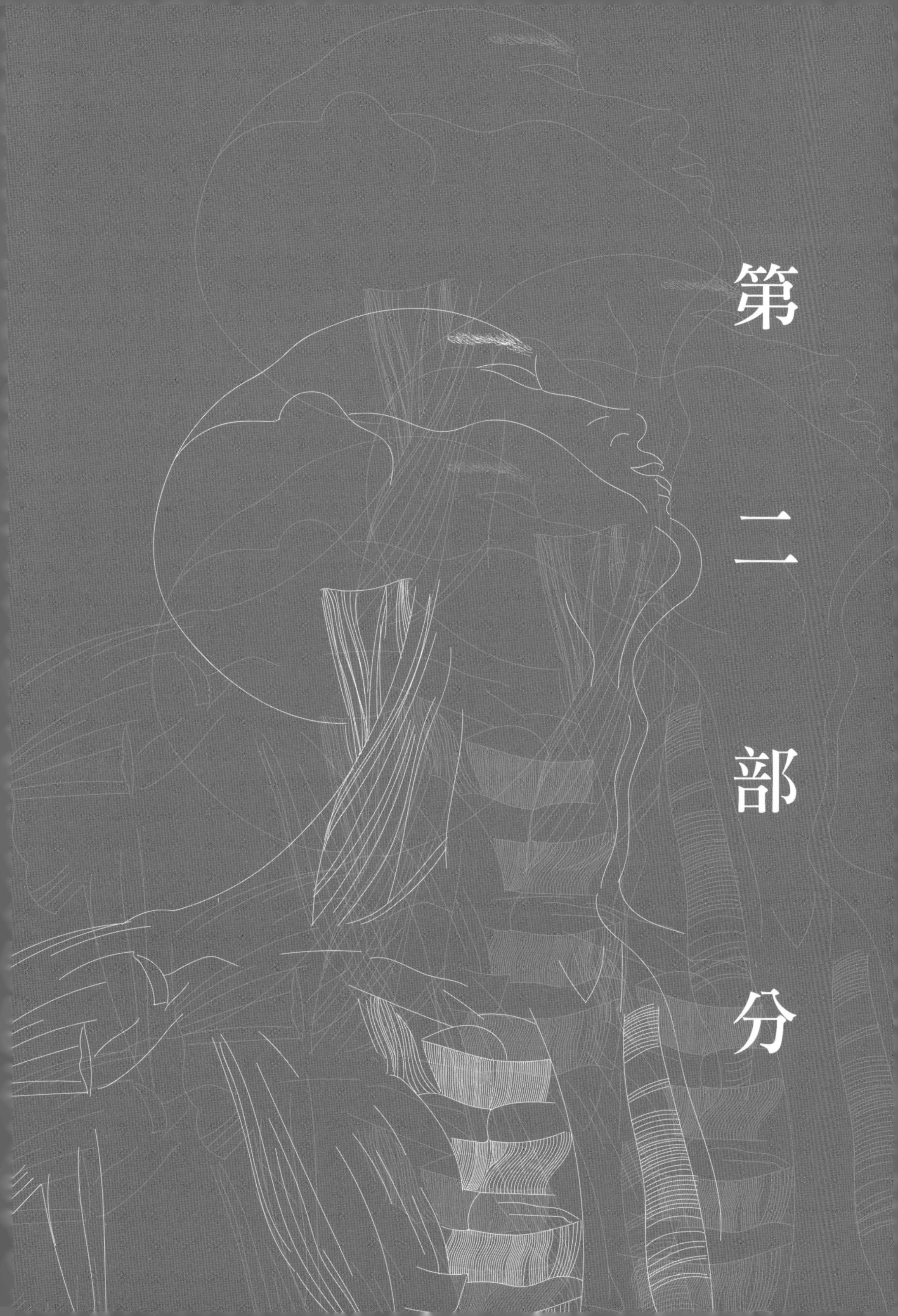

第二部分

隨時代轉變而新增的精神病定義

本書的第二部分，我們想探討一些新的精神病。

精神病與社會息息相關，隨着社會的演變，精神病的種類和分類亦會有所改變。所以世界衞生組織和美國精神病學協會每隔一段時間就會出版和更新他們的精神病分類，前者名為國際疾病分類（International Statistical Classification of Diseases and Related Health Problems，簡稱 ICD），後者名為精神障礙診斷和統計手冊（The Diagnostic and Statistical Manual of Mental Disorders，簡稱 DSM）。這兩本書都是由世界首屈一指的精神科學者，經過多年時間的努力去做判定的，所以有很高的公信力。精神科醫生會同時使用這兩本書去判斷病人是否患病。

一九九四年，ICD 的第十版 ICD-10 和 DSM 的第四版 DSM-4 同年推出。到了二〇一三年，DSM 推出了第五版 DSM-5。二〇一三年開始，我都是用 ICD-10 和 DSM-5 作為我的精神病診斷手冊。

直到二〇二二年一月一日，ICD 的第十一版生效，我們稱為 ICD-11。所以由二〇二二年開始，ICD-11 會成為我的「新戰友」，與 DSM-5 並肩作戰。

接下來的四個個案，就以這十年間，ICD-11 和 DSM-5 之中新納入的精神病為主題，探討精神病與社會的演變。

值得一提的是，在 ICD-11 和 DSM-5 所收錄的精神病是有不同的，因為兩者出版的年份不一樣，這一點亦會在個案中進行探討和比較。

CASE 5

打機變打人？
—— 遊戲障礙

序

「各位隊員，戰鬥開始了，我們也要一如以往，你 carry 我，我 carry 你，奪取最後一支令旗！」隨着隊長「什麼哥」一聲號令，包括小達在內的一眾隊員，都齊聲歡呼。

小達檢查好自己的裝備，包括之前奪取回來的「時光機五秒倒流」藥水，他覺得他能夠利用這道具作為這一戰的關鍵奇兵。

他們這隊伍名為「Flower」，一共有五人，分別擔任隊長、曹長、兵長、伍長和二等兵，小達是兵長，綽號「救救命」，擅長忍術和一些奇怪的技能。

他們需要進行不同的比賽，而這一場比賽，是要在限時之內，搶奪最多敵人的軍旗，而同時保護自己的軍旗不被奪走。如果軍旗被奪走了，他們就必須搶回來！

哨子聲一響，小達就一馬當先的衝了出去。

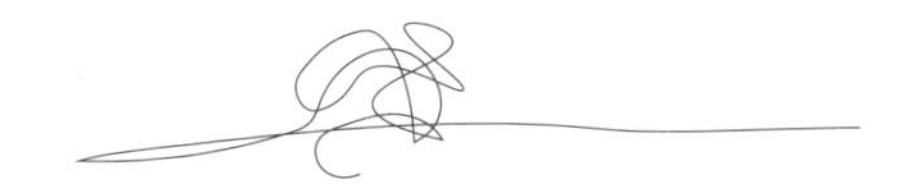

日期：二〇二一年十一月十三日（星期六）
地點：小達黃大仙寓所

「落後太多了吧……」小達脫下耳筒並丟在地上，一臉的沮喪。陽光在東南方的窗邊透進來，也絲毫沒有為房間添一點生氣。

小達今年二十歲，大學三年級生。父親是韓國人、母親是香港人，他們由於工作關係回到韓國，留下小達一人在香港，打算完成大學課程後才團聚。因為疫情關係，小達父母原本去年打算回香港過暑假，但最終無法實行。於是小達大部分時間都一個人留在家。就在二〇二〇年的暑假，他迷上了網上遊戲。

小達玩的，是最流行的網上 online game「We are 5」，五人一組進行不同的競賽，有時是戰爭遊戲，有時是推理遊戲，有時則是棋類遊戲，拍檔的五個人要有不同的技能擔當，才能過關斬將。找四個網上拍檔並不容易，正所謂「莫道你是選擇人，人亦能選擇你」，而「Flower」已經組成了九個月，在「什麼哥」的帶領之下，在遊戲世界已經是「十二大軍團」之一，頗有名氣。

「We are 5」的搶軍旗比賽分為四節，剛剛完成了第一節，由於負責防守的伍長「蒙太奇」的一次失誤，被敵方騙去了軍旗。這樣的話，接下來將會很難打，因為大家要拚盡全力去搶回自己的軍旗，那麼攻擊的部分就會被削弱了，勝出的機會大減，這令小達十分煩惱。

現在有半小時的休息時間。小達再一次戴上耳筒，找「二等兵」私訊。在「Flower」的成員之中，他跟「二等兵」較要好，有時會私聊到半夜。「二等兵」是個女生，網名叫「由美」。

「不如把蒙太奇換掉吧，常常都拖我們後腿。」

「只是第一節而已，而且上一場不是靠他才能取勝嗎？遇上數學的題目，我們要依賴他。」由美說完之後，又立即傳來一句：「我要吃飯了，再談。」

「吃什麼飯？」小達一邊嘀咕，一邊離開電競椅。他隨手拿起旁邊打開了的薯片，吃了兩口。愈想愈不忿，隨手把薯片包裝丟在地上，薯片散落一地。這時候，小達注意到地上有一張紙，嚴格來說是一封信，他拾了起來，看了兩眼就記得那是什麼：

C座的先生：

您好！敝姓李，是旁邊B座單位的，冒昧寫便條給您，請恕唐突。　貴單位近月常常發出難聞的氣味，且經常有蟑螂，甚至懷疑有老鼠出沒，衞生情況令人擔憂。未知　先生家中是否遇到什麼困難，導致未能處理衞生問題？

敝人家中有九十二歲太婆，也有剛滿月的小孩，　先生家中的衞生環境，已嚴重影響我們的生活。故懇請　先生盡快處理家居的衞生問題，否則敝人保留報警和追究的權利。

作為鄰舍，互相體諒為盼，也不欲警察介入，況且如能為家居做徹底清潔，對　先生的健康，實百利而無一害。

您的鄰居曉明上

小達讀着鄰居曉明的信，信中字字有禮，但小達卻沒有理會。這封信他三星期前收到，在收到信後大約四五日，管理員張伯來拍門：

「你這裏沒有大人嗎？真的臭氣熏天啦，怎麼住人的？鄰居都投訴了，你就打掃一下啦。如果仍然沒有改善，不要怪我們報警呀。」張伯眼見面前的是個年輕人，語氣漸漸變成發泄情緒。小達聽得有點不耐煩，便「砰」的一聲關上了門。

相比「蒙太奇」的失誤，這些事情算不上什麼，但這次小達卻有莫名的怒火，他把紙張揉成一團，向大門口擲去。

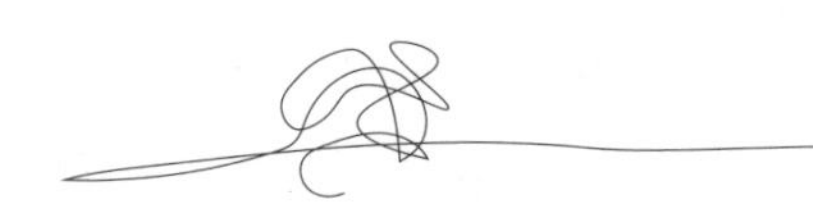

「『蒙太奇』將功補過！」小達十分興奮，之前對「蒙太奇」的憤怒亦一掃而空。比賽第三節結束，憑着「蒙太奇」的機智，把軍旗騙回手中之餘，再把最大敵人「富五代」的軍旗搶到手！現在還剩下第四節，只要一切順利，總冠軍就會到手了。

又來到半小時的休息時間，小達離開電競椅。放眼客廳，地下都是食物，有薯片，有飯盒，他看到其中一個飯盒，記得那是三日前吃剩的燒肉飯，但他突然感到肚餓，所以也覺得不要緊了，立即把燒肉飯放進口中，連筷子都懶得找。

「接下來只要這樣這樣，就可以成為冠軍了。」他在腦海中演練了一會兒的戰術。

「叮噹，叮噹，叮噹。」距離第四節的比賽還有不足五分鐘，門鈴突然響起來，小達原本不想理會，但那「叮噹」聲一直響不停，讓他感到相當擾人，於是他走過去打開大門，只見一個矮小的中年男子站在門外。

「噢，終於有人開門了，我今天按了門鈴五六次，家裏明明有人，但就是沒有人開門。」門外的中年男子，一開始就一輪嘴的喋喋不休。

小達原本想大力關上大門不理他，但這位中年男子卻把一隻腳伸了進屋內，擋着大門說：「今天無論如何都要說清楚，哇，看看你的家，一地都是垃圾，臭到不得了，我們這些鄰居怎辦？現在要防疫，人人都在家工作，但就要聞你家的垃圾味……」

距離第四節比賽還有三分鐘？兩分鐘？小達站在玄關，看不到時鐘，但他腦中想到的是，如果比賽開始的時候，隊伍還沒齊人，就會被取消資格！幾乎手到拿來的總冠軍就會失之交臂，而且會受到「Flower」所有隊員的指摘，一定會被趕離隊，而且整個遊戲的人都會知道，「Flower」就是因為他，而失去總冠軍的榮譽！

一想到這裏，小達不能再讓面前這個中年男人繼續說下去，小達大力的推了對方一下，然後關上門，火速衝過去電競椅，戴上耳機，按上線按鈕，幸好比賽還有五十五秒才開始！

至於那位中年男子，小達的腦海中已經沒有這個人了。

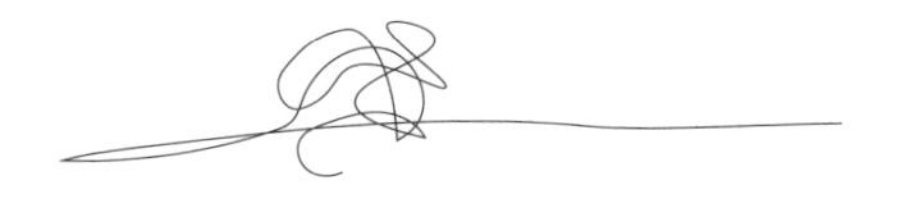

日期：二〇二二年一月十日（星期一）
地點：正思精神健康中心

「今日第一個約見是律師荳荳，十一時。」助手 Jenny 跟我說完，就繼續她的工作。

現在是早上十時零五分，我剛剛回到診所，打開電腦。有時，我會花一點時間閱讀有關精神科的新知識，這一行一定要「與時並進」，總不可能拿着二十多年前的知識去應對現在的病人。

國際疾病分類（ICD）在二〇一八年更新了最新的第十一版 ICD-11，並在二〇二二年一月一日生效，但實體的書還未刊印出來，我只能在官方網頁中了解一二。有些病增加了，有些病的分類調整了，也有些病的治療方法有突破，這些都是我要知道的事情。

當中，我覺得最受注目的，就是「打機病」的引入。遊戲機在八十年代開始出現，任天堂、世嘉、Gameboy 這些都是一代人熟悉的名字，後來的 Playstation、Xbox360 也風靡了一代人。之後互聯網愈來愈快，手機功能愈來愈多，造成 online game 的興起，打遊戲機漸漸從休閒活動變成產業，以往被父母輩認為是浪費時間的遊戲，竟然成為可與「運動」齊名的「活動」，現代年輕人中不打機的，少之又少。

產業愈蓬勃，副作用也就愈多，我也有留意到，有些人打機打到茶飯不思；亦曾經有朋友問過我，「打機成癮」是否一種精神病。

全球大約有三十億個遊戲玩家，其中大部分只是當打遊戲機作為休閒娛樂，所以有關「打機成癮」的統計數字並不一定準確，不同研究對「打機成癮」的人數估算差異很大。其中，二〇二〇年 Stevens et al. 對十七個國家的二十二萬五千多名參與者進行了五十多項系統性研究分析，發現遊戲障礙的全球流行率約為百分之二至三。

中國內地早就意識到「打機成癮」的問題，也公布了一些打機禁令，不過，這都是以行政指令為主的措施，他們沒有一套如 ICD 和 DSM 的精神科分類目錄，所以尚未有一些可以為精神科醫生參考的標準。

此外，二〇一三年出版的 DSM-5，也有在附錄中提到一種叫「網絡遊戲障礙」，並列出九個病徵（見 P.113 列表）。不過當時美國精神病學協會並未把它正式列入精神病類。但直到二〇一八年更新的 ICD-11，把這稱為「遊戲障礙」（Gaming Disorder）的「打機病」，首次收錄在精神病分類目錄中。兩者的最大分別是，DSM-5 的定義只限網絡遊戲，ICD-11 則包含非網絡的遊戲。

「遊戲障礙」歸入「成癮」（Addictive Behaviors）的部分，「成癮」是因為中樞神經系統功能失調造成，重複這些行為，卻又會反過來造成神經功能受損，繼而對一個人的心理、社交和身體都有嚴重影響。而「成癮」除了遊戲障礙外，還有賭博障礙（Gambling Disorder）。

其實，之前一直都有一些家長，因為小朋友經常打機，所以帶小朋友前來，徵詢是否有精神病。其實當時打機並不是一種病，不過我會告訴他們，任何事情，如買東西、做運動，只要過量，都是不好的，更何況打機？不過，現在情況開始有變，接下來我要視之為一種精神病去治療。

「喂喂，hihi。」突然，荳荳坐在我的對面，嚇了我一跳。「妳在看什麼？我有敲門呀，但妳完全不知道我進來了。」

「我在看一個新的精神病『打機病』……」

「這真的是剛好。」荳荳笑説，拿起一份文件：「這裏有一個『打機打到打人』的個案，請看看能否為他寫一份報告，如果他打機打出病來，可否獲得減刑？」

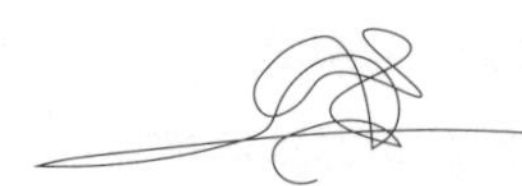

小達不知道的是，那位矮小的中年男人，就是寫信給他的曉明，曉明是一位中學教師。

小達更不知道的是，他剛才那一推，曉明整個人失去平衡，後腦撞向了牆壁，立時頭破血流，曉明大聲的叫救命，被家裏的妻子發現，立即報警。

二十分鐘後，警車、救傷車陸續來到，曉明被送到醫院，而警察則在小達家門口拍門，此時的小達戴上了耳機，所以完全聽不到，最後警察以有難聞的氣味為理由，找了消防員來破門，這時候，小達和「Flower」的隊員正在慶祝奪得冠軍，而警察向他警誡時，他的回應竟然是：「可以先讓我和『Flower』一起上頒獎台嗎？」

答案當然是不可以。小達隨即被帶到警署，可能因為浪費了不少警力，他被關押了接近四十八小時才被起訴。

曉明的後腦縫了三針，有一點腦震盪。警方控告小達傷人罪。

在荳荳向我介紹此案之後的一星期，小達來到了我的面前。

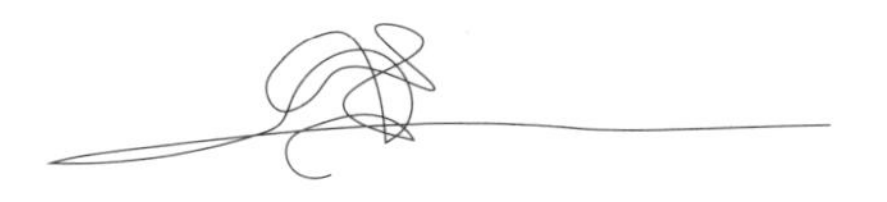

日期：二〇二二年一月十八日（星期二）
地點：正思精神健康中心

眼前的小達，剛好二十歲，是一個滿臉暗瘡的胖子。他跟父親一起前來，而來到之後的第一句話是：「我可以一邊打機，一邊跟妳談嗎？現在正是關鍵時刻。」

我沒有回話，只是望向他的父親。父親二話不說，一手奪去小達的手機，然後跟我說一聲：「對不起。」

一如以往，我先請小達父親到診症室外稍作等候，讓我先跟小達談談。

被父親奪去手機的小達，一副敢怒不敢言的樣子，看來他有點害怕父親。

我再給他幾分鐘調整情緒過後，就要他交代有關打機的事。我沒有一開始就讓他回答案件的問題，我覺得先讓他說說打機的樂趣，應該會比較容易打開話匣子。

「我二〇一九年時升讀大學，但不久來到二〇二〇年便因為疫情關係，學校經常停學。疫情我是害怕的，自己又肥，身體又不好，所以選擇不外出。但每天躲在家中又有點悶，我當時想，打打機，打發時間，應該不錯吧。」想不到，小達的表達能力並不差。

「我當然喜歡打機，是生活娛樂的其中一部分；不過我也會看電視、看Netflix。但二〇二〇年暑假，推出了新的online game『We are 5』之後……我告訴妳，真的好玩到不行，不只是玩，那根本就是我的第二個人生，我在遊戲入面的名字叫『救救命』，可能因為名字有趣，所以很多人找我組隊，最後我加入了『Flower』這一隊，是他們的『兵長』，隊長叫『什麼哥』，團員還有『由美』、『蒙太奇』……」

坦白說，他說的這些遊戲名字和玩法，簡直弄得我一頭煙。但見他眉飛色舞的，也就讓他繼續說下去。不過我也抓到這遊戲吸引他的原因，因為除了比賽，也有一些日常生活，例如他們可以交朋友、聊天，又可以互相買賣遊戲用具，那個什麼「救救命」的身分，不是關了機就會消失的暫時性名稱，而是在異世界中的生命，他可以在遊戲世界中得到特別的地位，「救救命」在遊戲世界中是一個名人，這並不是「小達」目前這個人生可以觸及的高度。

「每天會有固定時間在網路上的嗎？」

「沒有的，我要好好經營『救救命』的人生，所以是二十四小時候命的，只要隊長一聲令下，我就隨傳隨到，這是我自豪的地方。還有……」突然，他眼神變得溫柔：「有時會跟『由美』聊天聊個通宵。」似乎，他的愛情故事，也是在這遊戲中萌芽。

「有時會不夠精神，那就不去上課好了，反正大部分時間都是網上課堂，總有辦法。」小達笑笑說。

「鄰居說你的家有惡臭。」我要把他拉回現實，否則在我面前的永遠不會是小達，只會是「救救命」。

他聳一聳肩，一副無所謂的樣子，也不打算答話。

「你嗅不到味道嗎？」他遲疑了一下，然後點頭。

「那你不打算清理嗎？」我追問。他點點頭，然後說：「會的啦，只是遲一點點，『Flower』有很多事情要處理，每場比賽之後都要檢討，近來『什麼哥』事忙，他把很多事務都交託給我，我幾乎是副隊長了……」噢，看來我又不小心請了「救救命」出來。但在這談話之中可以確定，他對現實世界的情況是知曉的，但只有網絡世界才是他優先處理的事務。

客觀現實是，網絡世界是他優先，甚至唯一會去處理的事務，只是他不知道，或不承認。

「那麼，你記得當時的情況嗎？為什麼要推他？」他呆了半晌，並沒有回話，最後說出了一句：「我不記得推過他。我只記得，我要趕着回去拿冠軍。」

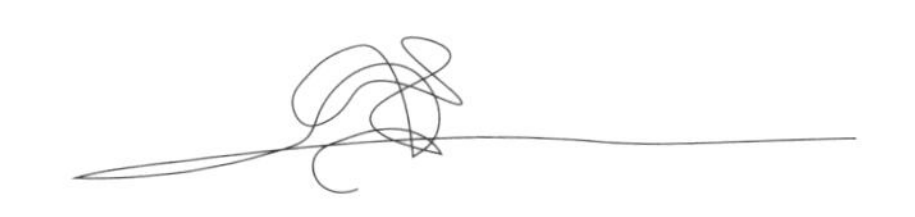

接下來，我再請小達父親來補充一些資料。他在案發後急急從韓國趕回來。

「我是韓國人，但從小在香港長大。父母七十年代來香港發展，經營一點生意，所以我也在香港成長，長大後就接手了父親的生意。」之後他詳細介紹他的生意，詳細得我要請他長話短說。「另外，我也在香港找到我的另一半。太太是香港人，我們二〇〇一年結婚，二〇〇二年就有了小達。」

「案發的時候，你們夫婦都在韓國，對嗎？」「對。二〇一九年，我們把生意的重心轉回韓國，留在那邊的時間多了，所以太太和我決定回去定居。可是，小達剛好考進了大學，而且是他十分喜歡的經濟科，他想留在香港，於是我們決定讓他大學畢業後才回韓國。我們本來去年暑假想回來，但因為疫情而作罷。這次小達出了事，我讓太太替我管理公司，我一個人回來的。」

「關於小達打機，你知道多少？」

「唉。」小達父親回答前，先嘆息了一聲：「他中學的時候也有跟同學打機，家裏也有遊戲機，但他懂得節制的。現在玩那個什麼5

的網上遊戲，通宵達旦，不眠不休，就真的比之前誇張得多。即使現在有案件在身，他仍是這樣呀！」

我點一點頭。之後小達父親續說：「唉，我也不知道影響這麼大。他上大學之後，成績都退步了。以往中學都未試過不及格，怎料上到大學後，二年級的第一個學期，四科有兩科不及格，幸好重考時過了關；到第二個學期，四科之中又有一科不及格。我問他為什麼，他只說疫情下不習慣在網上上課。」

小達父親嘆了一口氣，問：「這個病，可以醫治的嗎？」

我想起今天早上讀到的 ICD-11，說：「當然可以。」

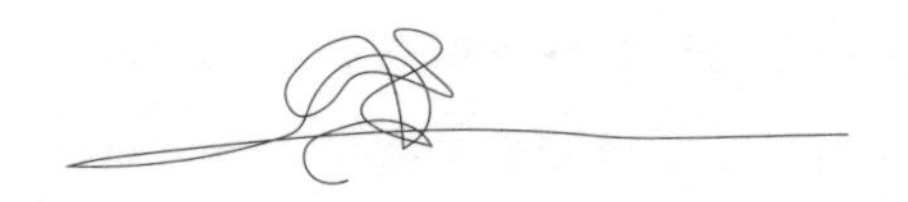

小達和他的父親離開之後，我思考了一下小達的情況。

我根據 ICD-11 的「遊戲障礙」去判斷病情。首先，成癮的行為必須維持至少十二個月。小達是在二〇二〇年的暑假開始被遊戲所吸引，雖然他說不出來是暑假中的哪段時間，但也必定超過十二個月（案發至今，他仍然機不離手）。而病徵方面，在 ICD-11 列出的三個，都可以在小達身上看到：第一、他明顯控制不了自己玩遊戲的時間，只要隊長一個呼喚就隨傳隨到，連睡覺的時間也可以犧牲；

第二、相較生活的其他事宜，都是以遊戲優先，這也十分明顯，在這個遊戲出現前，他還會看電視看電影，也會跟朋友去跑步，但後來就一直被遊戲主宰了他的生活；第三，即使成績下跌，考試不及格要重考，再加上滿屋垃圾，發出惡臭（小達父親有給我看過相關照片，是異常惡劣的衛生環境，滿地都是吃剩的東西，廚房有多日未洗的碗筷），在這樣的生活環境之下，他仍然機不離手。

為了更準確去判斷這新興的病，我也比照了 DSM-5 的「網絡遊戲障礙」，發現他的確符合了九個病徵中的五個：一、過度專注於打機，成為其主要的生活；二、不能忍受不打機；三、對之前喜歡的東西失去興趣；四、即使知道過度打機有問題，仍不能停止。在問診當中，他是明顯知道家裏需要執拾的，但仍以打機優先；五、因為打機，影響了學業或工作，這裏可以解讀成他的學業成績有所退步。

就以上所見，無論用哪一本精神病學書籍的分類，小達都是患上了「遊戲障礙」，然而，有一個問題是，這個「遊戲障礙」可以成為減刑的理由嗎？要讓精神病成為減刑的理由，必須首先證明，所犯的事是因為精神病所引致，不是擁有「白卡」一張就一定可以減刑的。

舉例，一個人有思覺失調的徵狀，有一把聲音在他耳邊，以為某某人想害他，他要自衛，所以攻擊這某某。由於是思覺失調影響了他的思維，那就成為減刑的理由了，但在小達的個案上，打機跟打人，真的有關係嗎？

沒有關係。在當時的情況，不是因為他患了「遊戲障礙」，才會推曉明一下。「遊戲障礙」這個病，是沒有任何導致他打人的原因。當然，他是因為趕着回去打機，覺得曉明阻礙他，於是在心急、一時衝動下，才會推曉明一下；但這個衝動，是一個正常人需要負擔責任的反應，而不是「遊戲障礙」所導致的。如果當時他趕着去做的並不是打機，而是比如不想錯過電視劇剛播到的精彩一刻，又或是要接一個重要電話，都可能會引發同樣的行為。

所以，我給他寫了一個報告，提到他患了「遊戲障礙」，但說明了「遊戲障礙」對案件並沒有影響。

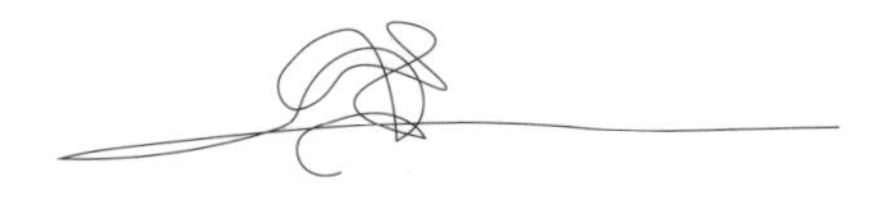

日期：二〇二二年二月十一日（星期五）
地點：正思精神健康中心

兩星期後，我在診所預約中，赫然發現小達父親的名字。這次是他自己一個人來，看來是想和我談談有關小達報告的事。

「我們不打算在法庭用妳的報告了。」果然，小達父親甫坐下來，就單刀直入的說這句話。「不是說妳的報告不準確或是什麼的，而是我們也認同妳在報告中所說的，他把人推倒這件事，跟打機一點關係都沒有，所以我們決定認罪了。」

我點一點頭，說：「客觀的事實擺在眼前，在這案件中，打機的問題跟打人的問題是沒有關係的，所以我只能這樣寫。」

「不過，小達是真的有病，對嗎？」小達父親這個問題，讓我有點戒心，他想怎樣了？

但我還是點一點頭，回應了他。

「那麼，妳可以成為他的主診醫生，幫助他嗎？」原來，小達父親想我替小達治病。「小達也開始意識到這個問題了，畢竟他現在因為打人而被起訴，有可能要坐牢；在學業方面也害怕不能畢業。現在他仍然很想打機，但已經把遊戲機交由我保管了，由我決定他每天打機的時間。」

「要幫他治療，當然可以。」我說。

「遊戲障礙」這個病，對患者身體最不好的，是會引致睡眠質素差、缺乏個人衛生、疲憊和脫水等，這些都有可能對遊戲玩家構成嚴重風險，包括罕見的死亡案例。此外，玩家每天花幾個小時玩遊戲，久坐不動，加上不良的飲食習慣，也會嚴重影響健康，或會出現心臟問題、肌肉萎縮和血栓。

不過，由於這個病太新了，目前也沒有針對的治療方法，大多是參考「賭博障礙」，交由心理專家跟進，以及服用選擇性 5- 羥色胺再攝取抑制劑（SSRI）。

所以對我而言，這也是一個挑戰。在小達的人生路上，他可能會當我是遊戲中的一個關主，但我可不能視之為遊戲，因為現實永遠比網絡世界殘酷。

DSM-5 與網絡遊戲障礙

由美國精神病學協會發布的DSM-5，附錄了網絡遊戲障礙的擬議標準，但沒有納入DSM中的官方認可精神障礙，這表明了網絡遊戲障礙需要進行更多研究，才能歸類為獨立障礙。根據DSM-5，網絡遊戲障礙的標準是持續和反覆使用互聯網與其他玩家參與遊戲，導致臨牀上顯著的傷害或痛苦，在十二個月內，有以下至少五個病徵：

一、過度專注於打機，並成為日常生活中的主導活動，經常想着已發生的遊戲活動或預期會玩的下一個遊戲。（這種障礙與網絡賭博不同，後者屬於賭博障礙。）

二、如果不能打機，會出現戒斷症狀，如易怒、焦慮或悲傷。但沒有藥物戒斷的身體迹象。

三、不能忍受不可以打機。

四、企圖控制打機時間，卻不得要領。

五、因為打機，對之前喜歡的事物都失去興趣。

六、即使知道過度打機會出現心理問題，仍不能停止。

七、開始説謊，企圖欺騙身邊的人自己的打機成癮程度。

八、用打機來逃避或減少例如無助、內疚、焦慮等負面情緒。

九、因為打機，影響了如工作、學業或人際關係等重要的事。

在這裏，值得注意的是DSM-5和ICD-11分類之間的相似之處。

ICD-11 與遊戲障礙

ICD-11的遊戲障礙定義如下：遊戲障礙的特徵是持續或反覆的遊戲行為，不論是數碼遊戲（digital game）或視頻遊戲（video game），也可以是在線或離線遊戲，表現為：

一、控制不了玩遊戲（例如何時開始，玩的頻率、強度、持續時間，何時終止等）。

二、相較生活中的興趣和活動，遊戲永遠優先。

三、即使發生了負面的後果，甚至嚴重損害個人、家庭、社會、教育、職業或其他重要功能領域，但仍然繼續甚至更依賴遊戲。

遊戲行為的模式可以是連續的、偶發的或反覆出現的，至少持續十二個月，但如果俱備以上三種徵狀，而且十分嚴重，即使未足十二個月，也可視為確診此症。

CASE 6

小童的暴力行為是源於精神病？——分裂性情緒失調症

時間：二〇二二年五月六日（星期五）
地點：正思精神健康中心

大康的眼神，就像全世界都欠了他一樣。

他坐在我的對面，兇巴巴的望着我。明明我一句話都還沒說，難道他已經討厭我了？

我當然知道，他有可能是患了病，這是他的反應。

曾大康，十三歲，被控一項襲擊罪，毆打他的母親，現正等候審訊。由於辯方需要專家證人證明他在案發時患上了精神病，而一直跟進大康病況的陳醫生，並不能成為專家證人，所以律師把這個案轉介過來。

十三歲，未成年。根據香港法例，未滿十歲者不需要承擔刑事責任，未滿十四歲則不能監禁。所以，大康需要接受少年法庭的審訊。

他的媽媽錢莉莉，也就是受害人，卻是帶他來治療的那一個。在跟大康問診過後，我都幾乎是從莉莉口中，才知道事情的脈絡。

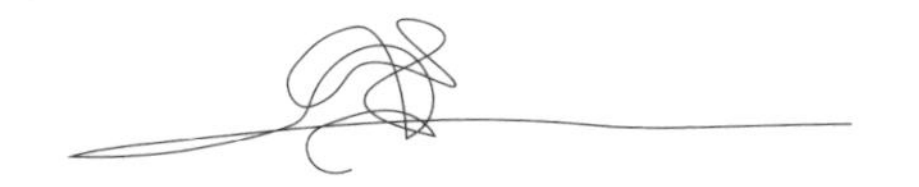

二〇〇八年六月，莉莉結婚的時候，大康已經在她的肚子中四個月了。

「曾先生！」莉莉喜歡這樣稱呼她的丈夫，那麼，我們也稱他為曾先生吧。曾先生在藥房做收銀員，莉莉則在對面的連鎖快餐店做侍應。兩間店舖的員工都是朋友，他們也因此而認識，不夠一年就在一起了，也在不久之後，莉莉懷孕了。當時曾先生三十五歲，莉莉三十二歲，既然有了孩子，結婚也是很自然的事。

莉莉的父母在鄉下，曾先生的父母早已過世，所以他們結婚時不怎樣鋪張，莉莉穿上她喜歡的婚紗，幸好婚紗的剪裁出色，才顯不出結婚相裏面其實有三個人。

二〇〇八年十二月，小孩子出世了。曾先生說要跟族譜改名字，第二個字一定要是「大」，莉莉則想他健健康康，取了一個「康」字，所以兒子取名叫「曾大康」。

大康一直健康成長，十分好動，一刻也停不下來，常常要莉莉陪他玩。不過他的性格從小就比較倔強，脾氣很壞。吃飯時，遇上不喜歡吃的食物，一定不會吃，如果迫他吃，他會哭，更把食物掃落地下。

有一次，大約是大康兩歲的時候，莉莉帶他去見朋友，不知什麼原因，大康就是別過臉，不肯跟每個「叔叔姨姨」溝通，連飯都不願意吃，最後回到家，才嚷着肚餓，要吃東西。又有一次，那時他四歲，有朋友到莉莉家探訪，這位朋友一來到，見到大康的水壺很漂亮，就拿起它，說：「好漂亮呀！」但大康很討厭別人拿他的東西，所以當這位朋友走後，大康竟然拿起那個水壺大力的丟在地上，莉莉只好買一個新的水壺給他。

上學之後，同學都叫他做「牛精康」，他在學校常常因小事發脾氣。不過，在另一方面，他很好動、活躍，也吸引了一些同學跟他做朋友，所以莉莉和老師都以為問題不大，反正小孩子都是頑皮的。老師還說，相比那些不說話的孩子，大康這種活潑好動的孩子，長大後會更容易適應社會。

真正讓莉莉覺得有問題，是在大康九歲的時候。

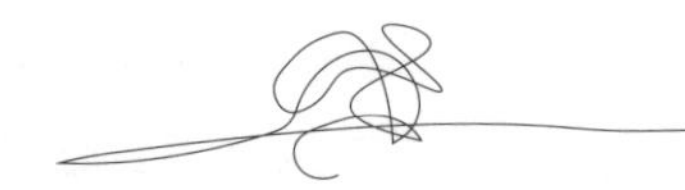

日期：二〇一七年四月十八日（星期二）
地點：馬鞍山某小學

早上，送了大康上校車後，莉莉就搭巴士上班去。

大康當年九歲，就讀小學五年級。

莉莉在結婚後，轉到了另一家快餐店上班，工作地點離家有點遠。因此在往公司的巴士上，她慣常都會睡上一覺，差不多一小時後就到達。曾先生知道在這一小時內一定不能打擾到她的，所以當她突然感覺到電話震動的時候，最初有點厭煩，但後來見到是學校校務處（莉莉把校務處的電話也加到電話簿），心中有點慌亂。

「你好，是曾大康的家長嗎？」

「對，我是他媽媽。」莉莉開始警惕起來。

「曾大康在校巴上跟人打架，現在在校巴上哭起來，不願下車。我們想找家人來幫忙。」莉莉嚇了一大跳，但她人在巴士上，所以必須裝作冷靜，回應：「好，我立即過來，但可能需要點時間。」

巴士才剛駛出大老山隧道，正在觀塘繞道上，要一直到東區海底隧道前才可以下車，下車之後還要走過對面線等巴士回程。莉莉心想，如果截到的士就更好。

結果，莉莉花了一小時才到學校，那時學校老師已經成功令大康離開校車，在校務處休息。

「大康，發生什麼事了？」莉莉一見大康，就問。

「沒事。」大康紅着眼，但別過了頭。

「妳是曾大康的媽媽嗎？」這時候，一位年約四十歲，戴着金絲眼鏡的男士出現，他說：「我是曾大康的班主任趙老師，讓我們到那一邊談一談。」

趙老師帶莉莉到學校的走廊，站在一個可以看見大康的位置，然後他說：「大康同學其實也沒有告訴我發生什麼事，而是同車的其他同學轉告我的。」趙老師頓了一頓，續說：「他們在車上，爭論現在播映的那套卡通之中，哪個角色最厲害，同學之間有不同意見，大康同學深切認為當中一個角色比主角更強，不停的游說其他人，但沒有同學同意他的看法，讓他感到很不滿，之後同學們又開始有一種拗贏了他的氣氛，我覺得他或許感到委屈，就一拳打在同學的臉上。」

莉莉一邊聽，一邊幻想當時的情況，她覺得，這的確很像是大康會做的事。

「之後，車長（負責接載和維持秩序的老師）請他們先坐好，待校車回到學校再處理，不久之後，大康同學就哭了，大聲的哭。沒有同學理睬他，直至校車到達學校之後，他不肯下車，一直在哭。最後由負責輔導的老師憑着經驗令他離開校車。」

之後，班主任大致說出大康在班裏的情況。他說大康一直以來的脾氣都比較差，但也沒有太令同學討厭，所以也有同學會跟他一起玩。但從去年學期尾開始，他的壞脾氣開始帶點破壞性，並會向同學掉東西，試過把一本厚厚的數學書「飛」到同學臉上。因此，班主任提議，需要找精神科醫生或心理專家檢查一下。

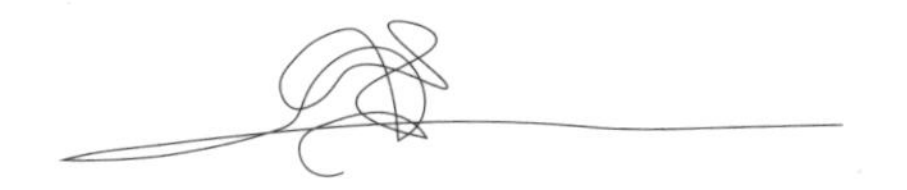

日期：二〇一九年一月九日（星期三）
地點：馬鞍山某屋苑

曾先生很反對找精神科醫生，認為大康沒有精神病，只是頑皮了點。但莉莉心想，一個九歲的小孩，沒事會在校車上大哭嗎？而且他的暴力行為大家都看在眼裏了。叫他做功課，他不肯之餘，還把功課簿和筆全都掉在地上；有時在家被一張櫈絆了一下，他會大力的踢飛那張櫈。

平時沒什麼事的時候，大康都不見得活潑開朗，他是很好動，喜歡打球，但常常很易怒。

直到有一次，終於連曾先生都覺得有問題。

這已經是兩年後的事了。當時大康十一歲。

他們父子倆一起看足球比賽，兩個人都喜歡同一隊球隊，當日球隊輸了球，兩父子都不高興。

「叫那個十八號去死！」由於那個十八號球員出現了大失誤，導致球隊輸了球。大康一邊怒罵，一邊指着電視機，漸漸地，連粗言穢語也用上了。

曾先生不喜歡兒子的言語暴力，便說：「不准講粗口。」但語音未落，大康轉個頭來指着自己的父親大罵：「講粗口有什麼大不了？現在因為這個十八號，我們輸球了！十八號去死，你也去死好了！」曾先生聽後臉色大變，喝道：「你說什麼？」大康隨手在梳化抓着一個毛公仔向曾先生丟過去，然後坐在地上大哭起來。

曾先生後來跟莉莉說：「輸球不高興很正常，但不用這樣大喊大哭吧。唉。」自此之後，曾先生開始不抗拒找精神科醫生。

可是，他們哪有錢去找精神科醫生？所以都只能到公立醫院排門診，之後門診轉介大康到精神科。因為排期較長的關係，到見專科醫生的時候已經過了大半年。二〇一九年十一月十二日，莉莉帶大康到醫院，負責的醫生姓陳，陳醫生認真的檢查了大康，還問了他很多問題，最後得出一個結論：

「大康應該是患了『專注力失調過度活躍症』。」接下來，陳醫生詳細解釋「專注力失調過度活躍症」，然後說：「我們會雙管齊下，一方面會處方藥物，另一方面我會介紹心理專家為大康做行為治療，希望幾個月之後會有輕微的好轉，大概一年左右的時間，就會見到成效。」

此外，莉莉和曾先生亦要接受心理專家的父母管理訓練，因為照顧有精神病的小孩，需要花的心力會更多。

可是，一年過後，大康的表現不如預期，雖然少了一些過分精力旺盛的動作，但脾氣並沒有好轉過來。

「鈴……鈴……」現在，莉莉聽到電話響聲或震動，都不再感到奇怪了。

「曾大康同學的家人嗎？今天曾同學在上體育課的時候，跨欄跌倒了，因為同學笑他，他跑過去向一個同學揮拳……」這樣的事，莉莉也開始聽得麻木了。

可是，有什麼方法可以阻止他這樣繼續下去？

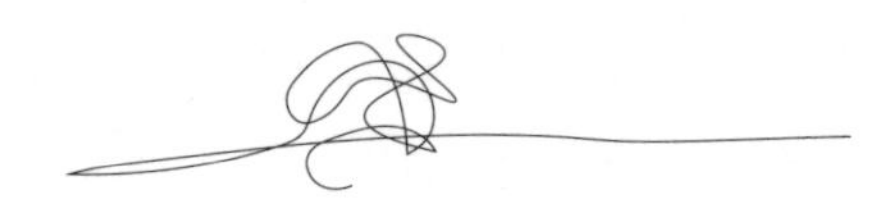

日期：二〇二〇年十一月七日（星期六）
地點：某公立醫院精神科部門

「大康的脾氣，的確沒有改善。」一年之後，陳醫生也在為大康的情況而苦惱着。

「那麼，有什麼辦法？」莉莉問完之後，陳醫生低着頭，望着枱面，沉思着。

「可能，除了專注力失調過度活躍症之外，大康也夾雜了其他病。」陳醫生說：「可能是衝動控制疾患（Impulse Control Disorder），令他控制不了自己的情緒。」

「那麼，怎樣治療？」

「我另外再開一些 SSRIs（選擇性 5- 羥色胺再攝取抑制劑，一種抗抑鬱的藥）給他，再看看情況吧。」

最初，曾先生不贊成轉藥，他對陳醫生第一次沒有診斷正確，感到疑惑。但後來，因為大康變本加厲的行為，所以曾先生也同意讓他嘗試服用其他藥物了。變本加厲的其中一個原因，莉莉覺得是曾先生認為在疫情之下他和大康都在家工作、上學（他結婚後沒有做藥房了，在一家大公司任職郵務員），是一個很好的時機把大康教育好，可是當曾先生對大康的要求增加，二人的衝突同時也增加，最初大康只會跟父親對罵，後來他更會反抗，有一次甚至拿枱面上的筆筒向父親擲去，幸好曾先生避開了。

即使服了 SSRIs，大康的暴力行為仍然沒有減少，莉莉覺得不妥，但不知道應該怎樣做。

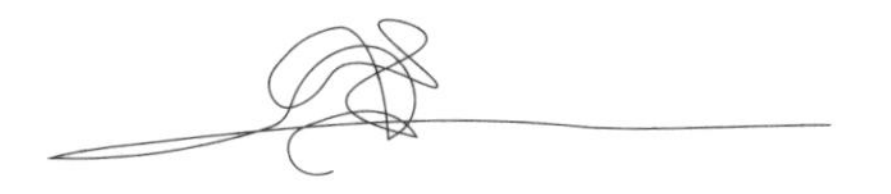

日期：二〇二一年十二月二十二日（星期三）
地點：馬鞍山某屋苑

由於防疫措施漸漸放寬，曾先生也回到公司上班了。而這一天，莉莉身體有點不舒服，放假在家休息。大康也因為聖誕節假期而留在家。

可是，在早上，莉莉卻發現大康在換衣服。

「去哪裏？」莉莉問。

「去同學家玩。」大康沒有望向莉莉，低頭回應。

「同學家在哪？」因為疫情，有很多大廈都納入了強檢名單，莉莉想知道大康去哪裏，檢視一下會否有染疫的風險。畢竟大康只有十二歲，曾先生和莉莉都對是否讓他打疫苗一事拿不定主意，如果在這情況下亂跑，會增加染疫的風險，即使那時候疫情已經緩和了不少。

「妳好煩……」大康小聲地說，莉莉聽得不太清楚，於是問:「什麼？」

「妳好煩呀！」突然，大康像發了狂一樣，大聲吼叫了一下，然後轉個身來，一拳打在莉莉的頭上，莉莉當場嚇呆了，但大康的第二拳已經來到，擊落她的肚子，之後大康用腳踢了莉莉三四下，大康一直拳打腳踢，毫不留力，莉莉則一直後退，直到倒落梳化上。

之後，大康奪門而逃。

莉莉嘴角流血，手腳都有明顯瘀傷，她致電曾先生，曾先生聞言後大驚，二人商量之後，決定報警。

「或許，要有一些阻嚇性的懲罰，大康才會學乖。」他們有這樣一致的想法。

晚上，大康到同學家玩了一天之後回家，警察把他拘捕，他被送到少年法庭。

少年法庭，是香港專門處理十六歲以下少年犯或兒童犯的法庭。大康被控傷人罪，保釋候審。

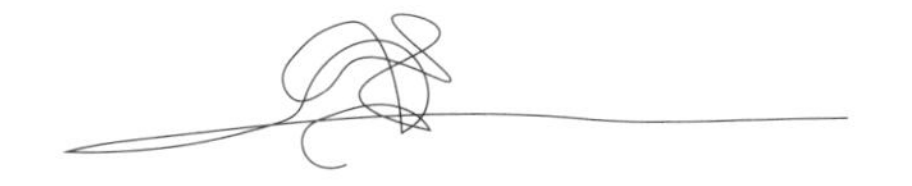

時間：二〇二二年五月十三日（星期五）
地點：正思精神健康中心

以上都是莉莉在二〇二二年五月九日問診時的說法。曾先生在五月十一日的說法與她大致相同，但他特別強調大康精力旺盛的部分，所以對大康患了「專注力失調過度活躍症」深信不疑。

我在二〇二二年五月十三日，第二次向大康問診，才能跟他多談一點點。

「我不喜歡心理輔導，我不想靜靜的坐在那裏做那些測驗。」

「對呀，我喜歡打籃球，非常喜歡，只要可以打籃球，我就會覺得開心。但偶爾踢足球也不錯。」

「我沒有不喜歡同學，也沒有不喜歡父母。只是他們有時恥笑我、罵我，我會感到不開心。」

他也承認，自己有時會打人，衝動的打人，但他控制不了。問他有沒有對衝動行為感到抱歉，他卻默不作聲。

之前的醫生，診斷他患有「專注力失調過度活躍症」。而我，在跟大康問診過後，對以上的診斷並不滿意。不過，要推翻另一個醫生的判斷，需要更小心的求證。所以我反覆研究了好多次，也查了DSM-5 很多次。

我的判斷是，他患有 DSM-5 內另一個新的精神病：分裂性情緒失調症（Disruptive Mood Dysregulation Disorder，簡稱 DMDD）。

這是二〇一三年才在 DSM-5 上出現的新症。有時候，有些精神科醫生對新症並不熟悉，判斷的時候未必能適時把新的斷症納入實際情況。尤其在互聯網變得方便之後，例如 DSM-5 便會在網絡上更新症狀。所以，精神科醫生真的要「醫到老，學到老」。

説回大康的情況，為什麼我會覺得他患的是分裂性情緒失調症？大康日常行為過分的活潑，停不下來，以至有暴力傾向，由此去判斷為專注力失調過度活躍症，也許並無不妥，但需要想深一層。專注力失調過度活躍症有時也會有暴力傾向的情況。但當治療專注力失調過度活躍症的藥物沒有效的話，就要找出其他問題。首先，他的徵狀已經持續了超過一年，平均每星期有超過三次發怒的情況，會大喊大叫、推撞等，除此之外，以下是分裂性情緒失調症特有的徵狀：

首先，大康每次的暴力，都是由外力激發的。他不會主動攻擊別人：在校車上，跟同學爭論動畫角色強弱，沒有人支持自己，並被同學嘲笑；看完足球比賽，被爸爸責罵；跨欄跌倒時被同學嘲笑；在家被媽媽煩擾（他自己主觀認為）。大康這個「炸藥」，每次都要有「藥引」才能引爆，他不會無緣無故的打人。

其次，他每次的暴力行為，都源於一些不開心事件，但其反應卻是遠遠超過正常，比如跟同學爭辯輸了，感到不開心是人之常情，但總不會一個人躲在校車內哭，久久不出來。被父母責罵，感到不開心也是正常不過，正常反應會是埋在心裏，激烈一些的會反罵過去，但絕不會忽然拳打腳踢。大康的暴力和極端的情緒反應，都跟分裂性情緒失調症的情況十分吻合。

最後，就是這個病必須發生在兩個不同的場合。比如大康的案例，他不但在學校會與同學、老師有衝突；在家中跟父母也有激烈的摩擦。

真正的徵狀診斷出來了，但真的能幫助到大康嗎？

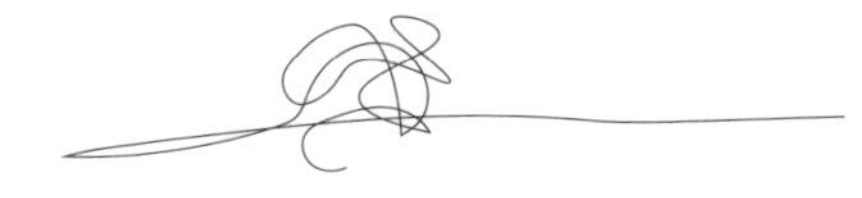

時間：二〇二二年五月二十日（星期五）
地點：正思精神健康中心

這一天，我正在努力完成大康的報告。

跟莉莉見面的時候，她真心說出了這一番話：「我知道要告自己的兒子，很不容易，但他現在十三歲了，人家十三歲的孩子，有的做了風紀，有的成績全級頭三名；如果不說這些出類拔萃的，平平凡凡的中學生，快快樂樂的生活，也大有人在，為什麼大康就這麼麻煩？我們不是沒有好好教導，發現問題的時候，也不是沒有去看醫生。報警是我們最後的方法了，只希望他學乖一點。何醫生，如果他有什麼病，也請醫好他，可以嗎？他在學校雖然麻煩，但還有同學願意跟他一起玩，他打籃球很出色，體育老師也很欣賞他，就只是這一副『牛脾氣』……」

我自己也有孩子，當然深深明白莉莉的感受。我昨天為大康寫報告，報告指明了他在案發的時候是有分裂性情緒失調症，相信法官在判案時會把病情也考慮進去，但有關治療的部分，就比較麻煩。因為分裂性情緒失調症這個診斷太新了，沒有足夠的研究去找出能夠針對這個病的藥物。現時只能用有相類似徵狀的病的藥，但是否能保證藥到病除？誰也說不準。況且，他年紀真的太小，我們沒可能用他未成熟的身體來試藥。

所以，面對大康這個情況，就連我也感到無奈。

我照樣安排了心理專家給大康輔導，亦會用一些我認為適合的藥物。但最終能否成功，就看我自己的經驗了。

這個個案較新，大康固然未康復，少年法庭也未開審。從法律上，還是醫學上，我們都希望幫到大康。人的生命只有一次，人的童年也只有一次，錯過了，就永遠不能挽回。

那是多麼可惜的事。

分裂性情緒失調症（Disruptive Mood Dysregulation Disorder，DMDD）

分裂性情緒失調症是一種兒童疾病，其特徵是嚴重的憤怒、易怒，以及經常發脾氣。雖然孩子們發脾氣是很常見的情況，但分裂性情緒失調症不是正常童年那種喜怒無常，他們經歷的憤怒爆發是極端、強烈的，並且可能導致孩子生活的方方面面受到嚴重破壞。

這是一個相當新的診斷，分裂性情緒失調症首次出現在二〇一三年出版的DSM-5中。會有這樣一個新的診斷，是為了幫助解決如果把病人診斷為躁鬱症（Bipolar Disorder），會變成過度診斷的情況。

然而，由於仍然缺乏關於分裂性情緒失調症的經驗數據，所以這個診斷仍然存在一定爭議。

這種疾病可能與其他精神疾病同時發生，最常見的是抑鬱症和對立反抗症（Oppositional Defiant Disorder，在《不在場證人——法醫精神科醫生工作手記》中也收錄過相關案件）；也有可能增加病人於成年後患抑鬱症和焦慮症的風險。

症狀

六到十八歲之間的孩子，在十二個月內持續有以下徵狀（中間不會超過三個月沒有症狀）：

一、嚴重的、反覆的發怒，包括大喊大叫、推撞、毆打或破壞。

二、每星期發生至少三次或更多次的爆發；也可以是這一周爆發較多，下一周爆發較少甚至沒有爆發，但平均而言是每星期至少三次。

三、其發怒的激動程度跟事件的嚴重程度不成比例。例如，你可能預計小孩在沒有得到想要的玩具時會生氣，但患有這個病的孩子，反應會非常極端和過分，除了言語的頂撞，甚至會有身體攻擊。

四、發怒的反應與其年齡不符。例如，一個十二歲的孩子，會像一個非常年幼的孩子一樣，發脾氣時會摔倒在地上哭泣和尖叫。

五、不是發怒的時間，亦會維持着易怒和憤怒的情緒，而這種情緒幾乎大部分時間都存在，並讓其他人都注意得到。

六、症狀發生在多種環境中，而不僅僅是發生在單一環境中，至少要在兩種環境中發怒，例如在學校、在家中。

除了滿足以上標準，精神科醫生還需要排除其他原因，例如物質使用和發育障礙等，才能確診此症。

治療

分裂性情緒失調症沒有具體的治療方法，但通常通過心理治療、藥物治療或兩者結合來治療。可是由於這是一種新的斷症，所以還沒有足夠的研究去找出最有效的治療方法。現在通用的治療方法，是用某些有相同症狀的疾病所使用的藥，包括對立反抗症和專注力失調過度活躍症的藥，但並非百分百有效。

專注力失調過度活躍症

這個病一般被簡稱為「過度活躍症」，但其實這個病分開專注力失調和過度活躍症兩部分。根據DSM-5，其斷症準則也是分為這兩個方面：

一、以下九項專注力不足的徵狀，小童最少需要符合六項，成人最少需要符合五項：

- 難以注意事情的微枝末節，容易因此而犯錯。
- 無論是學習、遊戲或日常活動，均難以長時間專注於同一件事情。
- 沒法細心聆聽別人的說話。
- 不懂按照指引做事，經常無法完成日常事務。
- 做事缺乏條理，較難妥善安排例如學習、活動、生活等計劃。
- 不喜歡那些需要全神貫注的事情。
- 經常遺失日常學習或活動所需要的用品。
- 容易分心，常會受到周遭環境或事情的影響。
- 經常遺忘已安排的活動，如約會時間。

二、以下九項過度活躍、衝動的行為徵狀，小童最少符合六項，成人最少符合五項：

- 難以參與安靜的遊戲或休閒的活動。
- 像一部停不下來的機器，無時無刻都在動。
- 多言多語多說話。
- 別人的問題還未問完，他們便搶着回答。
- 不喜歡輪候和排隊。
- 常常中途打擾或騷擾別人的活動。
- 在不適當的場合下四處跑動或攀爬。
- 時常手舞足蹈，或在座位上不停地扭來扭去，不能靜下來。
- 在課室或需要安坐的場合裏，經常擅自離座。

少年法庭

在香港主權移交之前，少年法庭被稱為兒童法庭，是香港專門處理十六歲以下少年犯或兒童犯的法庭。除了殺人罪外，如果犯案者為十六歲以下的少年或兒童，而該案件沒有年滿十六歲人士同時被控，就會交由少年法庭審理。少年法庭亦有權對十八歲或以下的青少年發出監管及保護令。此外，根據香港法律，未滿十歲的兒童不能承擔刑事責任，所以不會受審訊。

未滿十四歲的兒童，不得被判處監禁。年滿十四歲但未滿十六歲的少年，如果有其他適當的處罰方法，不應被判處監禁。如果必須監禁，監禁時亦不得與成年囚犯交往。

香港現時有五個少年法庭，分別設於東區裁判法院、九龍城裁判法院、荃灣裁判法院、粉嶺裁判法院及屯門裁判法院內。

CASE 7

思念會成狂？
—— 長期悲傷障礙

精神病的分類一直都與時俱進，比如一九五二年發行的DSM第一版，當時的疾病診斷名稱只有一〇六種，但到了二〇一三年的第五版，診斷類別已超過三百種，類別愈多，診斷就會愈仔細，才能發明針對性的治療藥物。

來到今天，ICD-11，以及DSM-5在二〇二二年三月最新鮮熱辣的修訂版中，都多了一個病：長期悲傷障礙（Prolonged Grief Disorder）。原本可以歸類為抑鬱症的病徵，現在歸類為壓力的一類。看到長期悲傷障礙的病徵，我想到江玲玲這個個案。

江玲玲，二〇一三年被控縱火，事發時四十三歲 ，是個停職留薪中的教師。

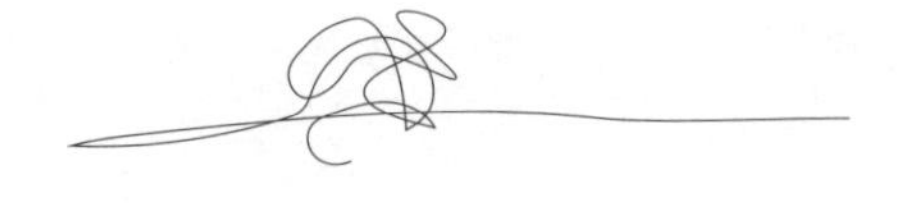

日期：二〇一三年十月二十四日（星期四）
地點：小欖精神病治療中心

第一次見江玲玲，是在小欖精神病治療中心。火警發生後，由於大廈管理員機警，及時報警，才不至令火勢蔓延，幸好鄰居當時舉家旅行，家裏沒有人，也就沒有造成傷亡。江玲玲在火警的最後一刻慌忙逃出自己的家，在後樓梯碰到消防員。警察到場了解事件之後，就把江玲玲拘捕。

翌日上庭，江玲玲精神不穩，胡言亂語，法庭把她還押到小欖接受治療。

在我眼前的江玲玲，靜靜的坐着，頭側向一方，氣息不太好。

根據現場環境證據，江玲玲是想燒炭自殺，炭火燒着了窗簾，引起火警。而她在一年多前喪夫，我估計自殺或跟丈夫的死有關。

所以，我請她告訴我，跟丈夫是怎樣認識的。

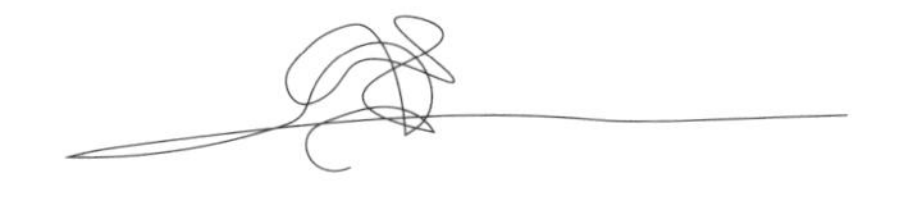

日期：一九九二年九月一日起
地點：荃灣某中學

回到很久以前的一九九二年，江玲玲大學畢業，在某中學找到一個教席。她是修讀中文的，自然擔任中文教師。來到這學校之後，她第一眼就被體育老師張明所吸引。

「多麼健碩的身形呀！」江玲玲一顆心撲通撲通的狂跳。張明常常健身、游泳，古銅色的肌膚加上結實的肌肉，一身好體魄，而且臉上經常掛着笑容，笑起來有點像個孩子。江玲玲很快就發現，他不是只有四肢發達，校內田徑隊在他的培訓之下更是日見出色，作為體育老師，實在功力深厚。

張明比江玲玲年長五年。江玲玲上學不久，就意識到張明正在追求自己。不但如此，她更感受到整間學校的老師，都好像在撮合他們。聖誕假期期間，當時的老校長特別為中一學生舉辦一個海洋公園之旅，竟然叫張明和江玲玲帶隊，當她在校長室聽到這項任務時，感到自己的耳朵有點熱起來，老校長的微笑彷彿別有心意。

就在江玲玲第一個學年的情人節，張明送了她一束花。他很低調，沒有在學校張揚，反而是拿着花束一大清早就站在她家門外等候。

他們的愛情自一九九三年開始，拍拖八年後，在二〇〇一年才正式結婚。

但愛情故事並不是一帆風順。過了蜜月期之後，張明和江玲玲開始吵架。

二人都有缺點，張明常常自把自為，沒有問過江玲玲就替她決定了所有事情。「我有說過我要跟姨甥補習中文嗎？你為什麼答應人家了？你有沒有尊重過我？」「姨甥成績不好嘛，你做老師就幫幫他啦。」

張明喜歡計劃將來，江玲玲就喜歡活在當下。「妳買了一個一萬元的手袋？不是說好儲錢結婚的嗎？」「少儲一個月，遲結婚一個月，有什麼大不了？」

二人的性格都屬於剛烈的一類，常常為一些生活大小事吵架，而且各不相讓，三日一小吵，五日一大吵，相處得十分辛苦。

「不如分手吧。」這句說話，不論是誰都提出過，但很快他們就重新走在一起。其中一次，他們分了手半年，期間江玲玲甚至嘗試交第二個男朋友，張明幾乎要找工作轉學校，但兜兜轉轉，他們始終還是要在一起。

八年來愛得轟烈，讓他們認識到，二人實在太愛對方了，根本不能分開。

這是一段經過考驗的愛情。

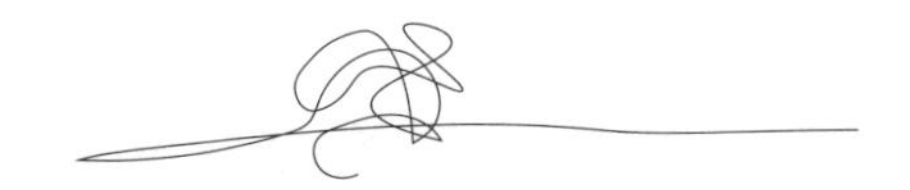

日期：二〇一三年十月二十四日（星期四）
地點：小欖精神病治療中心

「結婚之後，當然還是會吵架。」江玲玲説：「十幾年了，會知道怎樣吵，什麼時候會停口，什麼時候會給下台階對方，不會過火，吵完就算。」

聊開了之後，江玲玲頗為健談。也可能是因為她正沉醉在跟丈夫的回憶之中。

「可是，這一次，大家都控制不了，火藥味特別濃。」江玲玲頓了一頓，吸了一口氣，説：「之前一晚，我們已經在吵了。事源他的一個遠房表弟想搞生意，因此找他夾錢。我們做老師的，人工高，收入穩定，我們又沒有小朋友，不用搞什麼投資都夠使夠用了。但他卻不是這樣想，他想幫助這個表弟創業。原本好好的跟我談談，也不是沒有商量的空間，怎料他告訴我的時候，支票都已經交給人了，三十萬！整整三十萬，問都不問我一聲就給了人。『你好意思這樣？』」有時覺得，江玲玲的話，像是指着張明說的。

「我覺得他很不尊重我，這麼多年來都是這樣，做大大小小的決定，都不會事先跟我商量，我很憤怒，瘋狂的罵他，他又倔強，向我回罵，說那三十萬是他自己賺的，愛怎麼用就怎麼用。」她突然冷笑了一下：「我們的吵架，如果給學生見到了，一定很驚訝。我們吵了一晚，才氣沖沖的去睡覺。」

「翌日早上，氣氛都不太好。我們各自刷牙梳洗都不瞅不睬對方。但我還是給他煮早餐啦，怎料在我煮早餐的時候，他已經把衣服都穿好了，然後打開大門上學去！」這時，江玲玲開始激動起來，她仍然望着天花板，彷彿就是向天上的張明開罵：「那是什麼意思？我們平時都一起吃早餐，然後一起上學，今天是怎麼了？想全學校都知道我們吵架？」

「於是，我在廚房大聲喊了一句⋯⋯」說到這裏，江玲玲雙眼流出淚水，呼吸也變得急促，她用盡了力氣的說：「我大聲喊一句：『你趕住去死嗎？係就死快一點！』而他就冷冷的回答我：『對，去死，滿意沒有？』」

說到這裏，江玲玲良久不能說話。

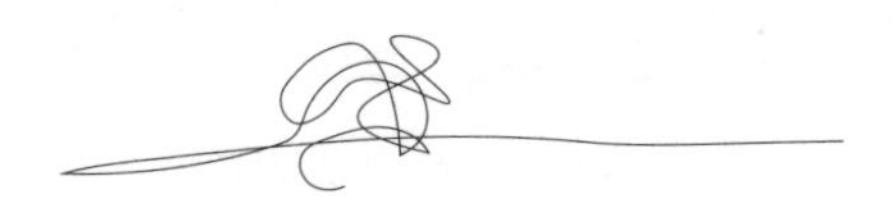

日期：二〇一二年六月十三日（星期三）
地點：荃灣某中產住宅

「砰！」大門被大大力關上，留下江玲玲一個人在廚房，望着那兩份差不多完成的早餐。

他們的家，距離學校約三十分鐘左右的步程。是張明說的，每天上學放學，加起來走路一小時，是每天的基本運動，身體會更健康。

江玲玲望一望時鐘，張明提早了半小時出門口。憤怒的江玲玲心情還未平伏，她一邊吃早餐，一邊還念念有詞。不過她知道，她需要收拾心情，回校面對學生。

原本她找了一套鮮色的裙子，但因為心情不好，所以改穿了深藍色的上衣配上米白色的長褲。她在平時上班的時間出門口，走過一條大街，再轉一個彎位就到學校。一路上，她都神不守舍，想到一會兒回到學校見到張明時，應該別過頭，還是躲開目光？想着想着，她回到學校，把手袋放到座位上，眼尾瞄了一下坐在靠後的位置，那正是張明的座位，但奇怪地，張明還沒回到學校，平時放公事包的地方，今天空空如也。

這時候，教員室的門被大大力地打開，教中史的杜老師衝了進來，江玲玲見他向張明的座位望了一眼，然後再望向自己，說：「Miss 江，張 Sir 在哪？你們不是一起上班的嗎？」「我……我們……有點事，他今天提早出門了。」杜老師聽到江玲玲的回答，臉色鐵青，這時候，也有其他老師走進來，亦有學生圍在教員室外面。杜老師說：「Miss 江你冷靜聽我說……」接下來杜老師說在某條街發生了大車禍，有一架私家車剷上了行人路，有幾個路人被撞倒。「有學生見到，其中一個是張 Sir，但我們不確定……」

江玲玲的腦海一片混亂，她第一時間想到的是，張明平時是不會走那條路，但她旋即想起，張明今早沒有吃早餐，他是要到那邊買早餐！

她也不知道自己在什麼時候跑了出學校，向着車禍的那個方向跑去，來到車禍現場，除了那一架剷上了行人路、撞爆了一個地舖鐵閘的私家車，還有警車、救護車，有些人被救護員抬上擔架，但在江玲玲眼中只見到一班救護員正在急救着一個人……「明！」江玲玲想衝去救護員那一邊，跑在後頭的幾位老師阻止了她：「妳冷靜，救護員在努力中。」可是，只見救護員同時站了起來，拿起一個帳篷，蓋在滿身鮮血的張明身上。

江玲玲忘了是誰走過來告知這個事實：張明當場死亡。

她呆立當場，耳邊一直縈繞着……

「你趕住去死嗎？係就死快一點！」「對，去死，滿意沒有？」

「你趕住去死嗎？係就死快一點！」「對，去死，滿意沒有？」

「你趕住去死嗎？係就死快一點！」「對，去死，滿意沒有？」

這是他們此生的最後對話。

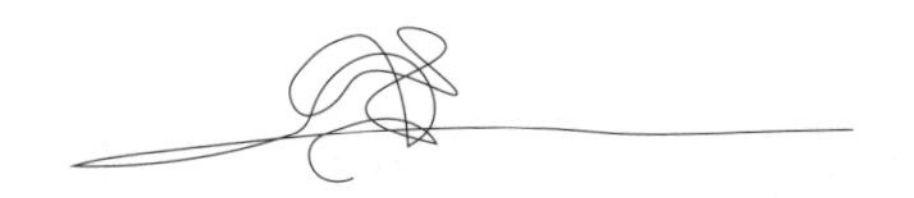

日期：二〇一三年十月三十一日（星期四）
地點：小欖精神病治療中心

這是我第二次見江玲玲了。對比上一次見面，她今日的氣息比之前好多了。這一次，她從張明死後的生活說起。

「最初的幾個月，旁人都覺得我很堅強，在學校的協助下，我努力完成了張明的喪禮，但其實當時我的內心都是行屍走肉。每天回到家，我都希望張明在我身邊。」江玲玲嘆一口氣，說：「之後……張明在六月中……的。」江玲玲還是極力避免說出張明已死，她用一個手勢和一個點頭含糊的代表着。她續道：「學校讓我放假，反正考試卷一早完成了，其他老師也願意幫忙代課，之後就放暑假。我最初也以為，沉澱幾個月，暑假過後我就可以正常回校上課了，但到了八月中，不行，我覺得不行。生活上，我每天都沒有胃口，吃不了太多東西；失眠的次數也很多，幾天以來才能好好睡上一個晚上；而且，有同事在暑假時約我打壁球，但我都拒絕了，真的沒興趣……」

「再加上，我很怕回到學校。張明的辦公桌，會改由哪個新老師坐下來了？只是想像，我都接受不來，我不想看見這些變化，不可以，不可以。」江玲玲說到這裏，不斷的搖頭：「況且，我也真的沒有教學的衝勁，我很難面對學生。於是我打電話告訴校長，說我想辭職。」

「校長跟我談了很多，我有告訴他我的情況，最後他說：『妳不要辭職，我讓你停薪留職一年，一年後你回來。』」

三日前，學校的現任校長吳校長也來診所見過我。吳校長比江玲玲還年輕，他說：「江老師有跟我說辭職一事，在電話中，我感覺到她沒有精神，傷痛明顯還未恢復過來，既然是這樣，不如停薪留職，她的年資比我還老，是一個有經驗的好老師，遇上這樣的傷痛，學校很想為她盡一分力。我和老師都曾經去探望過她一次，見她努力裝作沒事的模樣，真的讓人很傷心。不過之後她都不願意見我們，而開學之後有很多學校的事忙着，我就打算，等到下學年開始之前，才跟她聯絡吧。豈料發生這樣的事。」

吳校長曾經探望過江玲玲，是在江玲玲打算辭職之後的事，同行的還有兩位中文科老師，其中一個是江玲玲在學校的好朋友李老師：「我和玲玲是一同入職的。我們當年熟悉的同事都轉到其他學校去了。玲玲比較資深，跟其他同事不太熟，一來她跟丈夫常常在一起，二來跟年輕同事有代溝吧。但我們所有同事都尊敬他們夫婦倆的，視他們為教學榜樣。」李老師滔滔不絕：「當日我也有跟隨吳校長到訪玲玲家，在她家坐下來之後，總有一種奇怪的感覺。我後來才想到是什麼感覺了，是張 Sir！是張 Sir 一直在她家裏的感覺！枱上的杯子仍然有兩份，張 Sir 的書枱，還是亂亂的，好像才剛剛有人用過，但他們都沒有上學一段日子了吧。」

江玲玲説着説着，也説到這一部分：「張明走後，我沒有動過家裏任何一樣東西，他的書桌……原本他會帶領學校籃球隊參加比賽，桌上的戰術板、出賽學生名單等，我都沒有動過……我想讓時光停在那裏。」江玲玲抬頭，彷彿望着天上的張明説話：「我很想很想他，早陣子上映的一套《恐龍戰記續集》，我們都很喜歡它的第一集，翻看了一次又一次，當他知道會拍攝續集後，都不知多高興，於是，我買了兩張票，把兩張椅子中間的手柄掀起，就好像他陪我看戲一樣。」

每天一個人在家中，江玲玲的生活，又是怎樣的？

「我每天都會罵他，為什麼不罵他？反正我們之前都常常吵架。罵什麼？罵他為什麼走得那麼快，丟下我一個！罵他為什麼跑得那麼慢，被車撞倒了，平時去健身去做運動的，什麼都練不出來，危機來到時就這樣被車撞了，練八嚿腹肌有什麼用？」江玲玲愈說愈激動：「該罵的嘛，該罵的嘛，對嗎？對嗎？」

江玲玲伏在桌上，一直的哭，一直的哭。

「其實，我很內疚。」江玲玲抬起頭來，說：「我很討厭我自己。我很怕回想那天發生的事，為什麼？因為我會覺得，是我累死了他呀！」

「如果我一開始接受他借錢給人，他就不會發怒了，對嗎？好吧，我其實真的不滿他借錢，我真的會發怒，但翌日早上醒來，當什麼事也沒發生過，好好的跟他說一聲『早晨！』不就好了嗎？如果他還是不理睬我，我開玩笑跟他說：『你給我五萬，買一個 Gucci，我們就和好吧。』他會否也跟我一起笑，然後一起吃早餐？到了最後，他要出門口時，如果我立即哭着道歉，請他先跟我吃早餐才一起上學……我們那天早上，有許多許多機會，讓他回頭，叫他不要早走，跟我一起吃早餐，跟我一起出門口，就不會繞道去買早餐，就可以避開車禍了，為什麼我沒有這樣做？為什麼我要和他吵到底？」

她沒有說下去，望着天花板，情緒亦慢慢平伏過來。

「『你趕住去死嗎？係就死快一點！』這是我跟他說的最後一句話，這是他聽到我說的最後一句話，然後他真的去死了，永遠不回來了。如果這事情真要發生，我寧願換過另一句話，至少讓他知道，我不是真的要他去死……」

接下來，她會説二〇一三年十月十三日發生的事。

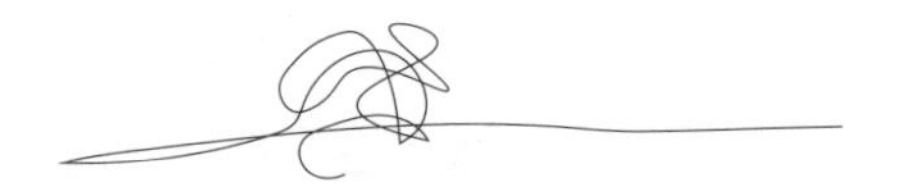

日期：二〇一三年十月十三日（星期日）
地點：荃灣某中產住宅

距離張明逝世，已經一年零四個月。江玲玲起牀後，記得今天是重陽節，她會和老爺奶奶一起拜祭張明。

江玲玲的父母早逝。江玲玲突然想起，以往的清明節和重陽節，張明都會陪她拜祭，哪會想到，自己會有一天，去拜祭他……這個重陽節，江玲玲原本打算自己去拜祭張明，但老爺奶奶主動邀約，也推辭不來。

老爺奶奶都已經七十五歲了。白頭人送黑頭人，他們的悲傷不比江玲玲少。江玲玲很怕見到他們，因為總會勾起有關張明的記憶，讓她十分心痛。不過，他們每個月總會見面一次，記得奶奶説過：「見到妳，我才好像見到我兒子。」老爺也説：「我沒有兒子了，不想媳婦也沒有，我們多見面吧。」

跟他們見面，江玲玲都會提起精神，因為她不想兩老看見她傷心的模樣。

兩老日常都有工人照料，而且雙腿彷彿比江玲玲更健壯。重陽節拜山的人不少，他們花了比平時更多的時間才來到張明的靈位前，江玲玲一望到張明的遺照，雙眼就通紅了，但見兩老心情平穩的，她不想自己的情緒影響到二人，於是吸了一口氣，把香燭衣包和張明生前喜歡吃的豉油雞放到靈位面前。

「明仔呀，明仔呀。」老爺對着遺照，喊道：「近來你老爸病痛多多，我們很快會見呀。」

「唏，不要盡説這些話。」奶奶罵道，轉頭跟江玲玲説：「玲，好好保重身體，也不要太過傷心了，明仔不會想看到妳這樣啦。」這時江玲玲才驚覺，自己裝出來的堅強，奶奶都看在眼裏。

不過，她腦海中是老爺那句話：「我們很快會見呀。」

拿着衣包向張明的遺照鞠躬後，江玲玲就負責把衣包帶去火爐區。火爐區有個工作人員，江玲玲把衣包交給他，他就口中念念有詞的，把衣包拋向火爐，彷彿這樣，張明就會收到。

江玲玲望着火爐，只見衣包遇火散開，露出入面一張張的衣紙，火從衣紙的邊沿往內燒，漸漸變成灰燼。

江玲玲心想：「衣包燒掉之後，就會到達那個世界。」

「張明就在那個世界。」

「只要在這個世界消失，就可以去到張明那個世界。」

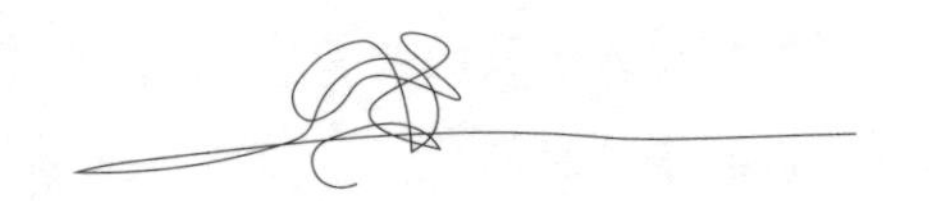

把老爺奶奶送回家後，大約中午一點左右，江玲玲決定回家前到超級市場買一些日用品。原本老爺想留她吃午飯的，但她感到有點累，還是推卻了。

她一直想着內心的話：「只要在這個世界消失，就可以去到張明那個世界。」

但，怎樣消失？

剛好，她在超級市場走到BBQ用品區，她把一包炭和炭精，放進購物車。

回到家，她沒打算吃午飯，一股心思都在那一包炭身上。

「明，你跟我說『去死，滿意沒有？』其實只有一個方法我是滿意的，就是我跟你一起去死了，不是嗎？你應該還在等我吧？你應該不習慣沒人跟你吵架吧？但我不敢被車撞，只好……這樣吧。」江玲玲說着，把門窗都關掉，然後在廚房拿了一個鑊出來，放在客廳的地上。她把炭和炭精放上去，用打火機點着炭精，再拿報紙上下左右地搧，這個透爐的方法，是張明教的。

炭火透好了，她坐在客廳的梳化上。「反正有點累，很快會睡着了。醒來就到張明身邊了吧。」江玲玲說着，嘴角竟然有一絲微笑。

炭爐的火，燒得特別漂亮，不只是把炭燒得紅紅的，還真的有火燒起來，鑊放得太近飯桌，突然燒着了枱布，連同飯桌、旁邊的木櫃，都開始焚燒起來。

「咳……咳……」睡夢中，江玲玲突然醒來，黑色的濃煙嗆得她不能呼吸。「怎麼回事了？這裏是地獄嗎？」很快，她立即知道，家裏發生火警。她原本覺得，就這樣死了便可以見到張明，但實在是太辛苦了，她只想見張明，她不想死得辛苦，於是她衝出走廊，走到防煙門後。

這時候，煙霧已經熏出了走廊，管理員也發現事態嚴重，立即報警。江玲玲走到後樓梯時，消防員已經一早到場了。

警察了解事件之後拘捕江玲玲，並控告她縱火。

而我當年跟她問診了四次，根據 ICD-10 和 DSM-5，證實她患有抑鬱症，獲得減刑。

個案分析：

江玲玲的事件發生在二〇一三年，當時我診斷她患上了抑鬱症，原因是她有以下七個抑鬱症的病徵：

一、情緒非常低落，又經常發脾氣；

二、對所有事物都失去興趣，包括以前很喜歡的打壁球；

三、感到內疚，經常自責；

四、專注力下降，失去了動力；

五，食慾不振，完全沒有胃口；

六、失眠、難以入睡；

七、有自殺的行動。

但來到了二〇二二年，在 ICD-11 和 DSM-5 之中，都新增了一個名為「長期悲傷障礙」，如果事件是在現時發生的話，對江玲玲的患病分類，就會有所改變。

根據 ICD-11 的長期悲傷障礙，她有以下徵狀：

一、對張明過世的那份悲傷和懷念，是過度的。

二、有幾種情緒，包括：發脾氣、內疚，都是因為張明。她會對張明突然拋棄自己而「離去」感到憤怒。又對張明死前，他們正在吵架沒有好好説話，感到內疚，經常自責。

三、以上徵狀，維持了超過半年時間。

如果根據 DSM-5 的最新修訂，過度的悲傷和懷念、過分的心事重重、避免提醒自己張明已經死去、影響日常社交生活等，都是病徵之一。

當中，想特別説「有自殺的行為」這一點。江玲玲為什麼要自殺？她不是要死，她是要去到張明身邊。這念頭上的分別，就是抑鬱症與長期悲傷障礙的分別。

而關於我寫給法庭的報告，如果事件發生在今天，都是把抑鬱症的徵狀改成了長期悲傷障礙，她仍然是患有精神病的，只是分類更仔細、更精準。在法律上的結果是一樣的，但在治療上，疾病分類愈仔細，對精神病患者愈有幫助。

謹以這一篇文章，獻給這兩本書和背後的精神病學家。

長期悲傷障礙在ICD-11

二〇二二年正式使用的ICD-11，把長期悲傷障礙正式納入精神病診斷。跟DSM-5和ICD-10不同，ICD-11對長期抑鬱障礙僅使用了類型學（Typological Approach）的方法，意味着診斷的描述很簡單，對於滿足診斷值所需經歷的症狀數量，並沒有嚴格的要求。

長期悲傷障礙在ICD-11的症狀如下：

一、有以下其中一種情緒：一、對逝者的悲痛長期而過度；二、對逝者的懷念長期而過度。

二、長期感到痛苦情緒，包括以下十種：悲傷、內疚、憤怒、否認、責備、難以接受死亡、感覺失去了自己的一部分、無法體驗積極的情緒、情緒麻木、難以參與社交或其他活動。

三、以上情緒困擾至少六個月，而且超越了社會文化規範下正常的範圍。

長期悲傷障礙在 DSM-5

DSM-4有關抑鬱症的診斷中，特別出現了一個名為Bereavement Exclusion的排除條款，把因為親人過世最初幾個月的哀慟反應，排除在抑鬱症之外。但去到DSM-5，這個排除條款被取消了，只要悲傷的感覺嚴重，一樣可被當成抑鬱症。

DSM-5認為，雖然悲傷和抑鬱是不同的，但它們也可以共存。更重要的是，悲傷有時會引發嚴重的抑鬱，就像其他壓力一樣。

直到二〇二二年三月，DSM-5文本修訂版（DSM-5-TR）為親人去世一年後經歷極度悲痛的人增加了新的診斷。這種情況也是被稱為「長期悲傷障礙」，它被認為是與創傷和壓力源相關的疾病。

根據DSM-5-TR，長期悲傷障礙的特點是強烈而令人抑壓的情感痛苦，對逝者的過分思念、因為失去而心事重重、破壞身分認同、情感麻木、避免提醒自己逝者已逝這個事實。長期悲傷障礙會破壞一個人的日常生活功能和重新融入社會的能力。

長期悲傷障礙 VS 抑鬱症

悲傷和抑鬱有相似的症狀，但患者的經驗是不一樣的。區分兩者對於了解如何治療和應對是很重要。

長期悲傷障礙與抑鬱症有四個相同的地方：

一、強烈的不開心情緒，變得易怒

二、失眠

三、沒有胃口

四、體重減輕

兩者的分別是：

一、長期悲傷障礙往往會隨着時間而減少，病情隨着對逝者的思念而有波動，但抑鬱的症狀只會更加普遍和持久。長期悲傷障礙在某些特定的環境，會表現得好轉，例如有朋友的陪伴；但亦有另一些環境較容易觸動情緒，如逝者的生日、跟逝者的紀念日等。但抑鬱症並沒有因環境而轉變情緒的情況。

二、長期悲傷障礙患者會很渴望見到逝者，會主動做一些事情跟逝者見面，如重看相處時的照片、錄像；抑鬱症患者則相反，沒有動力做任何事，也不會想見其他人。

三、內疚感：長期悲傷障礙主要為導致死者逝世的事情感到內疚；抑鬱症的內疚感覺跟悲傷不一定有關係。

四、抑鬱症會有幻覺和妄想；長期悲傷障礙的幻覺和妄想會是聽到或看到逝者。

五、抑鬱症會有自殺傾向，但長期悲傷障礙不會想自殺，如果有自殺的情況，他們的思維是，覺得自殺是跟逝者聯繫的一種方法。

六、長期悲傷障礙會過度回憶事發的一刻，或完全避免提起這一刻。抑鬱症沒有這個情況。

CASE 8

召妓援交是因為精神病？
—— 強迫性行為障礙

日期：二〇一五年七月二十日（星期一）
地點：九龍某警署

張太太在警署內一直哭，一直哭，黃警長也拿她沒辦法。只好讓她繼續哭，直到她能夠說出，為什麼來報警。

黃警長是警署內最有耐性的人，所以其他同袍都把這個任務交給黃警長。黃警長端詳眼前這位張太太，大約四十來歲，沒有特別打扮，穿着也很隨意，藍色的 POLO 上衣配上牛仔褲，上衣穿上的時候沒有好好整理，頭髮也有點散亂，相信是在匆忙之中出門口報警求助。

黃警長覺得，張太太不是驚慌，而是傷心，所以她要報警的事，不是一件需要立即行動如家人被綁架之類的緊急事情。他再仔細看一下，張太太雙手拿着紙巾，把原本在手中拿着的手機放在枱面。這部手機的機殼是粉紅色的，貼了很多時下年輕人喜歡的動畫主角貼紙。黃警長想，張太太的煩惱，跟這一部手機有關？而且這部手機應該不是屬於她的，而是她女兒的。

女兒的手機，會有什麼地方需要報警？黃警長想到那些交友Apps，是跟男人有關係嗎？被陌生男子約了出街，甚至過夜之類？

而她的女兒，未滿十六歲？

黃警長的腦海一直在推理，而同一時間，張太太也漸漸冷靜下來。她望着黃警長，不斷的深呼吸，雖然情緒還未完全平伏，但她決定說話了。

「我的女兒嘉嘉，今年只有十五歲。」黃警長不自覺的點一點頭，確認了自己的推理。「最近幾個月，她常常去買東西，化妝品、衣服、動畫公仔的周邊產品，我上網查一查那些產品的售價，很貴！那些化妝品要幾千元，動畫周邊又幾千元，她哪來這麼多錢？她說是她在麥當勞兼職賺來的錢，但她平日要上課，只在星期六日才去做兼職，哪來賺得這麼多錢？」黃警長感覺到，張太太很努力壓抑自己的情緒。

「我細心觀察她的行為，跟以往有什麼不一樣，然後我發覺她放學回家之後，都在玩手機。」黃警長把視線移到那部粉紅色殼的手機，果然關鍵是在這裏嗎？「她跟什麼人玩？不知道。她用那些什麼防偷窺熒幕貼，我看不到她手機的內容。前日，即是星期六，她說去麥當勞打工，我心血來潮，到那家麥當勞看看，哪裏見到她？那天晚上她很晚才回家，我問她：『妳去了哪裏，我在麥當勞見不到妳。』她就說：『我在內場做漢堡包，放工之後到同學家玩。』」

黃警長心想：「應該跟交友 Apps 有關了，或者乾脆查一查電話簿，應該會找到答案。」但他仍然不動聲色，細聽張太太說下去：「她這樣說，我半信半疑。但我還是對那部手機放心不下。如果可以知道她跟什麼人談天，那也好。」

說到這裏，張太太頓了一頓，然後說：「我一個女人帶大這個女兒，我只有這個女兒，我不想她行差踏錯。」之後，她停止說話了幾分鐘，看似準備要把最重要的事說出來了。最後她嘆了一口氣，說：「今天早上，我趁她還沒起牀，偷偷溜進她的房間，把她的電話偷了出來。我知道她的手機密碼，很容易就打開了。我看她的 WhatsApp……」這時候，張太太又哭了，哭得整個人都顫抖起來，良久她才說：「我看她的 WhatsApp，跟許多男人在說話……」她還是說不下去，把手上那粉紅色殼手機推過來給黃警長。

黃警長一看，雖然在他意料之內的範圍，但想不到如此極端：那是不同的男人向她女兒問價的信息！她的女兒不是去做麥當勞，而是去了援交！

「我女兒只有十五歲，這班人全部都跟我女兒做過那回事，全部都犯法，你們警察要把他們一個不剩的拘捕！一定要！」

接下來的一星期，在黃警長帶領下，警方拘捕了十三名年齡由二十二到三十八歲的男子，控以與未成年少女發生性行為。

日期：二〇一五年七月二十四日（星期五）
地點：廟街、太子某大廈

阿倫在廟街某唐樓的三樓跑到地面時，已經是晚上八時半。

剛才他就在這棟大廈三樓的其中一間一樓一鳳房間中，逗留了一個小時。

「為什麼要到這種地方？」他自言自語。性的快感沒讓他感到愉悅，反而讓他更討厭自己。「沒有錢，就不要來嘛。」他十分煩惱。之前，他在網上找援交，都是到酒店交易的，但收費太貴了，到月尾剩不了多少錢，沒能力再找她們，剛才的唐樓一樓一鳳只要三百元而已，但那女人目測快五十歲……阿倫心想：真的非要找人上牀不可嗎？

阿倫一直在苦惱着，不知不覺走進了地鐵站。回家路上他腦海一片空白和茫然，像自動導航一樣走到家門樓下，只見一輛警車停泊在外面，當時他完全不認為這會跟自己有關係。

搭升降機上樓後，當阿倫見到便衣警察正在他家門前等待時，才知道警察是來找他的。

「……你涉嫌與未成年少女發生性行為，請跟我到警署，你所講的説話……」正在説出警誡的，就是黃警長。

阿倫一臉茫然。

「與未成年少女發生性關係？什麼一回事？」他驚訝的説。

「回警署再談。」黃警長冷冷的説。

到達警署，經警長一再盤問後，直到黃警長拿出一疊WhatsApp記錄的列印本，他才明白是怎麼一回事。他的其中一位援交女友嘉嘉，原來只有十五歲。

更峰迴路轉的是，一星期後，警察告訴他，在檢查他的手機時，發現他另一個援交對象思思，同樣只有十五歲。

於是，他有兩宗與未成年少女發生性行為的案件在身。

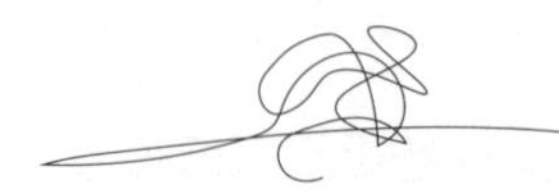

日期：二〇一六年二月二十三日（星期二）
地點：正思精神健康中心

「他援交時跟未成年少女發生性行為，妳覺得他有性上癮或者性強迫症，要我寫報告？」我睜大眼睛看着荳荳。我心裏覺得匪夷所思，為何近來荳荳都會介紹這些奇怪的工作給我？之前傷人案又說是打機成癮引致的，現在這個援交雛妓，又覺得可以寫成性上癮……

「我有證據的，妳冷靜一點，冷靜一點。」或者我真的太激動了，荳荳合十雙掌，低着頭，不停叫我冷靜。然後說：「我只是想說，如果他真的有病，我希望妳可以替他治療。我跟他問話的時候，他雖然吞吞吐吐，但我也大致掌握到一些例子，比如他多年來放學放工回家，每當家裏沒有人，就一定要自慰，這樣算不算病態？他腦海無時無刻都想着『性』，一天到黑都想着要跟人上牀，這又算不算病態？他根本不想去召妓援交，但他控制不了，這又算不算病態？他……」

「好了好了，我明白了。」聽到荳荳口中說出的病態時，也真的挑起了我的「毛病」：只要有人患了病，我都想盡力去治療他。

就這樣，我接下了這個個案。

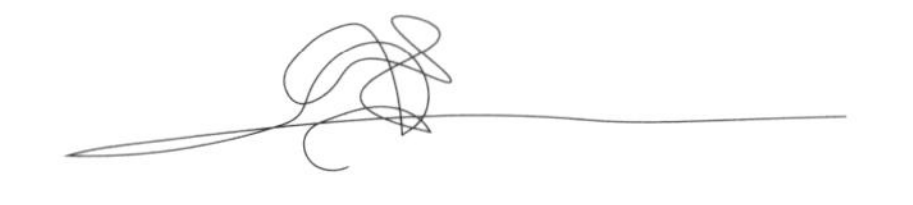

二十一歲的阿倫，坐在我面前，卻沒有二十一歲的朝氣。他的黑眼圈很大很深，人很瘦，整個人沒精打采似的。

當然，很多帶着控罪的病人，都是一樣的沒精打采，但阿倫給我的感覺不一樣，他還有點煩惱在心中。

我望着他，他閃開我的眼神。跟很多患了有關性的男性精神病人一樣，他們坐下來開始就變得不自然，有點靦腆，又有點尷尬。那也難怪，要在一個女醫生面前說自己的性經歷，難免不自在。

當然，我還是有辦法，從他的口中，知道他經歷了什麼。

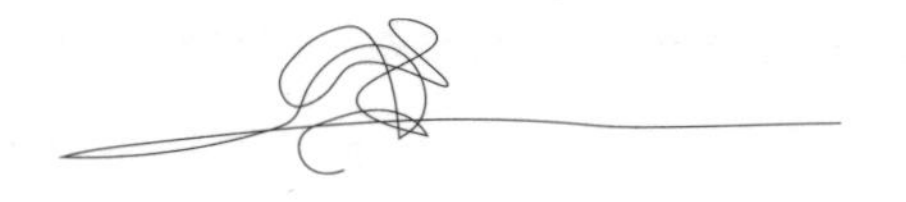

日期：二〇〇五年起

阿倫小學的時候，對性沒有認識，也沒有興趣。

開啟這一道「門」的，是他中一時的一個同學小偉。

「一場兄弟，我送這光碟給你——帶回家看，明天要帶回來，不要弄髒呀！」小偉一副不懷好意的笑容，卻讓阿倫回到家後，急不及待的用電腦把光碟打開——對阿倫來說簡直是大開眼界，那是一套日本 AV，阿倫第一次見到女性的裸體、第一次親睹男女交歡的場面，也是阿倫第一次感受到自慰的快感。

「禁忌之門」開啟後，阿倫簡直一發不可收拾。他滿腦子都是色色的思想，為的就是自慰時的快感。他很想做光碟裏見到的事，這時他悔恨小學的時候，父親給他選了一間男校。「這間 Band 1 的學校，成績好，才能入讀香港大學醫學院或法律系！」父親當時這樣說，令阿倫對未來充滿憧憬，但現在就覺得「遠水不能救慾火」，他想跟女生更進一步，但苦無女生。

幾乎整個中學生涯，有關「性」這一回事，他就只剩下自慰了。一天自慰少則兩次，多則五次，阿倫無時無刻都在想這一回事！回到家，家裏沒人，就上網找 AV 看，自慰；洗澡的時候，一個人，自慰；睡覺的時候，一個人在房間，自慰；上課的時候，望着女老師，他經常坐立不安，一直等待小息來臨，然後到洗手間，自慰；有時候，甚至等不了，舉手跟老師說：「老師，我肚痛，可以去廁所嗎？」再附帶一個彎腰痛苦的表情，然後到洗手間，自慰。

有時候，他自己也麻木了，但只要在生活中找到小小隙縫時間，他就會去自慰。

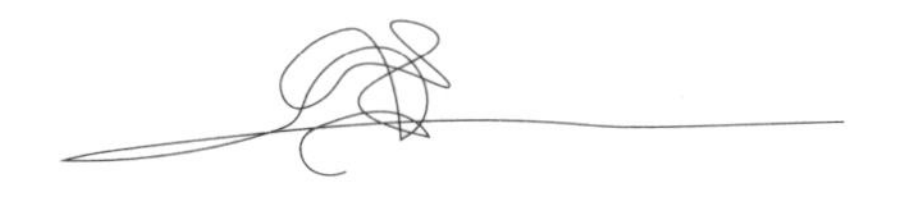

日期：二〇一一年起

阿倫中學畢業之後，他的公開試成績未能讓他升讀大學。不過他的家境不錯，父親有自己的生意，所以就跟着父親一起工作。

但工作了半年之後，父親覺得他應該要出去歷練一下，所以介紹他到一個世叔伯的公司工作。

在這家公司工作了一年左右，二〇一二年，他終於交到了女朋友。

她是人事部的一位女同事，名叫瑞芬。瑞芬是一個外向、主動的女孩子，年紀比阿倫還大三歲，這個年頭，如果還執著誰追誰的話，那就是瑞芬追阿倫的。

二人在一起的第一夜，也是阿倫的第一次。

從二〇〇五年看了那套 AV 開始，阿倫一直渴望的真人性行為，終於在二〇一二年實現了！

瑞芬曾經談過戀愛，是一個有經驗的對手，跟瑞芬的性經歷，讓阿倫的快感提升到另一個層次，自慰對他而言，已經是「小兒科」了，自從他有了瑞芬後，無時無刻，都要造愛。

瑞芬本來是一個人住，跟阿倫在一起之後，就變成跟他同居了。瑞芬料想不到，這是荒誕惡夢的開始，對於阿倫的性慾，她可是完全吃不消：每一天，阿倫幾乎在關上大門之後，就要跟她「那個」。吃飽飯之後又要一次，洗澡後又想來一次，睡前又說要一次，睡醒又再想來一次……直到有一天，在公司，阿倫跟瑞芬說：「不如，到公司後樓梯，我們又來一次？」

「你有病，是不是？有病就去找醫生！」瑞芬憤怒了。拍拖不足三個月，她提出分手，幸好阿倫極力挽留，說自己會改，二人因此短暫復合。豈料不足一星期，阿倫再次提出性的要求，而且頻率愈來愈多，故態復萌得跟分手前沒有兩樣，最終瑞芬決絕分手，甚至立即遞上辭職信，家門即晚換鎖，所有 WhatsApp、Facebook 什麼的，可以封鎖的都封鎖了他。

阿倫在一夜之間，失去了瑞芬，也失去了性愛的快慰。

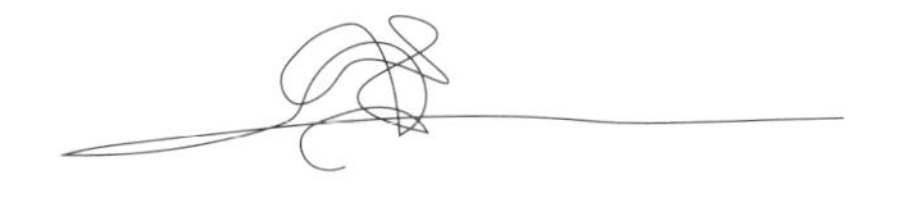

日期：二〇一三年起

跟瑞芬的分手對阿倫而言是一個打擊。他發現，除了性愛的部分，他沒有好好愛過這個人。

自從看了那張日本AV光碟開始，他的腦海中就只有「性」。他沒有好好讀書，不像小學時候那個精靈聰明的他，中學開始他的成績從來都只是剛好足夠升班，也因為可以升班，所以父母不覺得他的學業有問題。朋輩方面，他的朋友也不多，同學叫他去踢足球、打籃球，他因為心裏想盡快回家自慰而推卻。每到放學時間幾乎都是一溜煙走回家，沒有群體生活，沒有朋輩的關懷。

考不上大學，提早投身社會，但也不見得工作得很出色。離開學校之後，他接觸的女性多了很多，幾乎每認識一個女子，不論高矮肥瘦任何年齡，阿倫首先都會希望對方能跟自己上牀。

夜闌人靜的時候，他都會很困擾，自己這樣子是否病態？

跟瑞芬分手之後，阿倫又回到每天都要自慰幾次的日子。可是，經歷過性愛之後，自慰的體驗已經滿足不了他。

他無時無刻都想跟人造愛，但沒有女朋友，又如何走到這一步？

有一次，他在網上接觸到援交這回事。

「如果沒有一段關係，那付錢買不就成了嗎？」他彷彿打開了一道真正的「禁忌之門」。

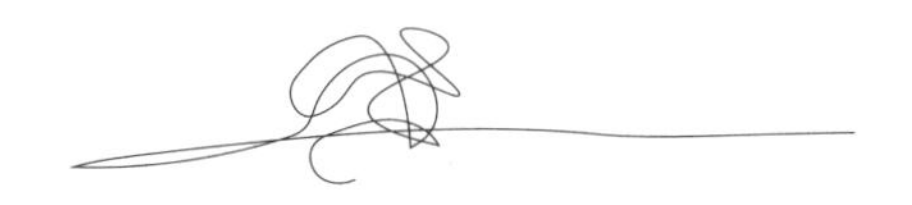

日期：二〇一六年二月二十五日（星期四）
地點：正思精神健康中心

「我是在網上找到的，留言之後就會有人回話，然後約好時間地點，在一些酒店內完成交易。」阿倫已經可以就他的荒唐行為侃侃而談，毫不避忌。

「我幾乎每隔兩三天就找人交易。這已經很節制的了，因為沒錢呀。我幾乎花盡了所有賺回來的錢去找援交，最初也有一些積蓄，花多了就要花到積蓄儲備；最近，積蓄開始不多了，也只好省吃儉用，午餐吃一塊方包就可以了，一磅方包十塊錢，一共八塊，可以吃幾天，那省下來的錢，就可以找女人了。」為了援交，連飯也不吃，相信任誰都覺得是有問題的。

「至於在什麼時間找援交女友，我通常會約在放工時間，但有時中午也會想做，如果有援交女友有空，我中午也會約她到時鐘酒店，反正我的午餐也只是吃一塊方包而已……有時造得久了，下午上班會遲到，老闆當然會罵我，我也覺得要改善，但慾念來到的時候，卻改不了。」

「找援交女孩的標準？沒有標準，就是隨意選一個，只要她回覆，我都可以。後來不想再上網找新的援交女孩了，我不想每一個都要把那些問價之類的程序重覆又重覆，反正手上有十幾個電話號碼，重覆找她們就好了。」至於是否真的是隨意選一個，還是因為有案件在身而這樣說，可以從他選擇的援交對象年齡看出來，事實上，他的「名單」之中，也真的不是只有妙齡少女，也有三十多歲的少婦。

「後來發現，廟街也有些叫『企街』的，站在樓梯口，直接跑過去問價錢就可以了，比上網更方便，而且超級便宜。但她們的年紀都很大，看上去有五十歲，好像很老，但我沒錢的時候，也要有人替我解決性慾……」阿倫說着，沉默了一陣。

「案發之後，還有繼續找援交嗎？」

「案發之後，我失去了工作，沒有收入，也沒錢找援交了。況且，我害怕又再找到那些未成年的……」阿倫頓了一頓，說：「所以，我都是去廟街找『企街』，我仍然有點積蓄，三四百元還可以應付得到，我後來發現，原來可以講價的……」即使有案件在身，仍然要發泄性慾，明明是「太子爺」，卻在社會低層中交易，還要討價還價，這都是阿倫的行為是否病態的指標。

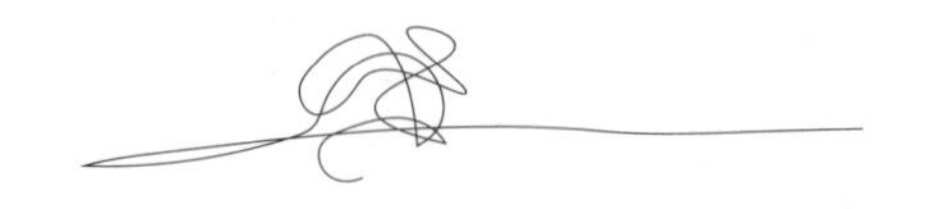

說到了案件的部分，原來他事前是不知道女孩的年紀。

「我真的不知道。我沒有多去想年紀這回事，總之有人回覆我，約到時間，就出去了。」

「有時我也不知道那是否性慾。如果說性慾是否很旺盛，我不懂回答。有時我知道自己不需要，但卻有一種心癮，讓我覺得一定要自慰，如果一兩天沒有造愛，我就一定要找女人。」他頓了一頓，說：「我也想過再交一個女友，但想深一層，難道不怕像第一個女朋友一樣，嚇走她嗎？不了。如果要解決性慾，我覺得找援交少女較適合這個奇怪的我。」

我注意到，他即使在生理上沒有性慾，但還是想發生性行為；他用上了「奇怪的我」，表示他理解到自己是有問題，但卻改變不了做法。

這樣，性上癮也好，性強迫症也好，他是有病的吧？

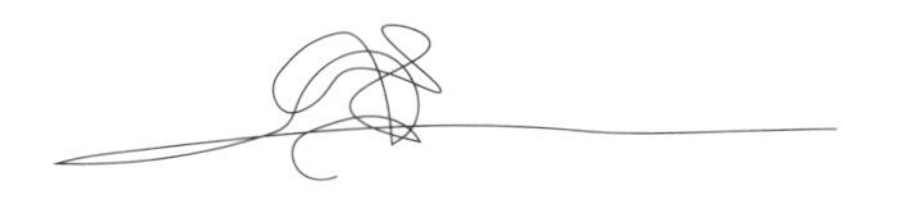

日期：二〇一六年三月二十八日（星期一）
地點：正思精神健康中心

「原來性上癮都不是正式的精神病？」荳荳在中午十二時來到我的診所，原本她是想約我吃飯，但我剛巧完成了阿倫的報告，所以順道交給她。她看過重點之後，有以上的反應。

「我沒有告訴過妳嗎？由始至終都不是。」

「可是，他如此高頻率的性需求，哪會是正常？」荳荳不解。

「我沒說他正常。」我說：「可是，DSM-5 和 ICD-10 都沒有正式把性上癮列入精神病的行列。性上癮這回事是否存在，醫學界一直有不同看法。」荳荳聽我說得多，也知道 DSM-5 和 ICD-10 是兩本具權威性的精神病診斷手冊。

「所謂的『上癮』，學名叫『成癮』，在二〇一三年出版的 DSM-5 首度出現，但卻沒有把『性成癮』納入其中。」

「為什麼？」

「這是因為仍然有爭議。一方面，有學者用『食』來比喻，喜歡吃雞翼，每次吃飯都吃雞翼，很難說是有病吧？性愛一樣，有些人性慾旺一些，有些人性慾少一些，也很正常；但另一方面，也有學者認為，過量就是有問題了，像阿倫的情況，影響了日常社交、學業、工作、生活，難道不是有病嗎？」

「所以，就沒有其他適合的病嗎？」

「DSM-5 有提議一個名為『縱慾障礙』（Hypersexual Disorder），有針對性的提出一系列的病徵，跟阿倫的情況也非常相似，但一直都沒有正式被列入。」我說：「所以，在寫報告的層面，即是在現存的精神病診斷中，並沒有他這個病。」

最終，我的報告，只能如實的寫。而最後，阿倫是罪名成立的。

雖然這不是一個病，但還是有治療其病徵的方法。比如選擇性血清素再吸收抑制劑（SSRIs）就有減低性慾的作用，或者可以打一些女性荷爾蒙的針藥，都會有幫助。

阿倫罪成之後，他都有讓我替他治療，除了服藥，還有心理專家的專業輔導，大約一年多後，他也痊癒了。這幾年都沒有找過我，相信已經不再為這個問題而困擾。

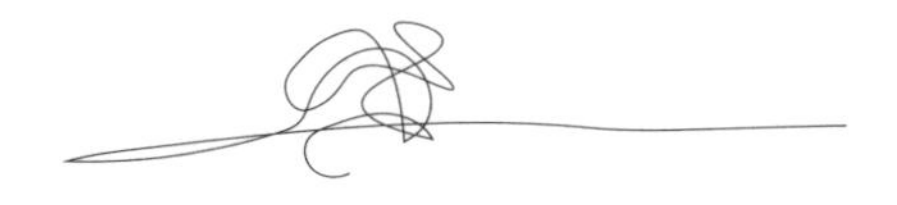

以上是二〇一五年的個案了。

來到二〇二二年，精神病學有所更新。在ICD-11中，增加了「強迫性行為障礙」（Compulsive Sexual Behavior Disorder）這個病，歸入了「衝動控制障礙」（Impulse Control Disorder）的類別。這個病徵類似於「性上癮」、「性強迫症」的病，並不歸入「成癮」這類別，而是偏向「強迫症」的「衝動控制障礙」，這一點特別值得注意。

ICD-10也有「衝動控制障礙」，但其中沒有「性」這個類別。衝動控制障礙最後兩章，有「其他指定的分裂、衝動控制和行為障礙」（Other Specified Disruptive, Impulse Control and Conduct Disorder），亦有「未有指定的分裂、衝動控制和行為障礙」（Unspecified Disruptive, Impulse Control and Conduct Disorder），也曾經有說類似「性強迫症」之類的行為，可以歸入這類，但終究這兩個都不是正式的類別。

阿倫的行為是符合「強迫性行為障礙」的病徵：無法控制的性衝動，導致重覆而持續的性行為，至少持續六個月，曾經想停止卻停止不了，即使知道有不良後果也制止不了等等。

由於有一個符合的病，我在報告上寫的東西就會不一樣：他因為患有「強迫性行為障礙」，所以才去找援交女友。援交是一個花錢就可以立即解決性癮的方法，而他選擇的援交對象的標準，就是誰有空；在他的對象中，從十五歲到五十歲都有，他沒有特定對年齡的性趣。如果他沒有這個病，他就不會找援交女友，也不會碰上雛妓。

當然，是否接納這個解讀，還看法官和陪審團。我只是在精神病學的角度，提供一個說法。

精神病學不斷更新、完善，最重要的是幫助到有需要的人。在法律的層面，如果因為患了病才犯案，除了受到懲罰，更重要的是替病人治療，才是對社會最有益；在病人的角度，更精準的斷症，會帶來更針對性的藥物，痊癒的機率才會更高。

ICD-11 有關強迫性行為障礙

主要臨牀特徵：

一、無法控制強烈的、重複的性衝動，或性衝動導致重複而持續性行為，具體表現為以下一項或多項：

- 重複性行為已成為個人生活的中心，以致忽略了健康和個人護理或其他興趣、活動和責任。
- 嘗試努力減少重複性行為，但未竟全功。
- 儘管知道有不良後果，例如由於性行為導致的婚姻衝突、財務或法律後果、對健康的負面影響，但仍然不能停止重複的性行為。
- 即使個人獲得很少甚至已經沒有滿足感，仍不能停止重複的性行為。

二、以上情況至少持續六個月。

三、以上情況不能以另一種精神障礙（例如躁狂發作）或其他醫療狀況來解釋，也不是由於某種物質或藥物的影響。

四、以上情況會導致個人、家庭、社會、教育、職業或其他重要功能領域的顯著痛苦或嚴重損害。但是，如果痛苦是來自道德判斷、自我否定，並不足以滿足這一要求。

其他臨牀特徵：

一、具體表現為：與他人的性行為、自瀆、使用色情內容、網絡、電話和其他形式的重複性行為。

二、經常以進行性行為，作為應對抑鬱、焦慮、無聊、孤獨或其他負面情感狀態的感覺。雖然不是決定性的診斷，但考慮到情緒和行為線索與性行為之間的關係，可能是治療計劃的一個重要方面。

三、對自己的性行為做出宗教或道德判斷、自我否定，或擔心他人的判斷和反對，或擔心他們的性行為的其他潛在後果，他們或會將自己描述為「性成癮者」、「性強迫症」或類似術語。在這種情況下，重要的是要仔細檢查他們這種看法，是否只是自我內部或外部的判斷，還是有證據證明有強迫性行為障礙病徵。

後記

回想起來，《不在場證人》系列都是在 Covid-19 的日子中出版的。這一本書我更特別找了一些在疫情下發生的案件，也描寫一下疫情的生活，作為時代的記錄。

疫情下，的確多了人患上不同的精神疾患，例如有人極度怕患上 Covid 而採取不合比例的清潔程序導致患上強迫症，有人因為防疫措施影響了生計而抑鬱，大都過得辛苦、不開心。還望疫情快點遠去，我們都能重拾生活。如果覺得自己或身邊的人，不開心得有點不尋常，一定要正視問題，找醫生幫忙。

最後，再次謝謝明報出版社的合作，以及編輯 Cherry Chan 的耐心，令這本書得以出版。

何美怡醫生

不在場證人III 不同世代的精神病定義

作　　者：何美怡
助理出版經理：周詩韵
責任編輯：陳珈悠
協　　力：潘瑩露
美術設計：郭泳霖
內頁排版：仁桀
出　　版：明窗出版社
發　　行：明報出版有限公司
香港柴灣嘉業街 18 號
明報工業中心 A 座 15 樓
電　　話：2595 3215
傳　　真：2898 2646
網　　址：http://books.mingpao.com/
電子郵箱：mpp@mingpao.com
版　　次：二〇二二年七月初版
I S B N：978-988-8688-64-7
承　　印：美雅印刷製本有限公司